Collana a cura di
Carlo Caltagirone
Carmela Razzano
Fondazione Santa Lucia, IRCCS, Roma

Springer

Milano
Berlin
Heidelberg
New York
Barcelona
Hong Kong
London
Paris
Singapore
Tokyo

Andrea Marini

Elementi
di psicolinguistica generale

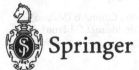

Springer

ANDREA MARINI
Fondazione Santa Lucia, IRCCS
Università "Tor Vergata"
Roma

Springer-Verlag Italia
una società del gruppo BertelsmannSpringer Science+Business Media GmbH

http://www.springer.it

© Springer-Verlag Italia, Milano 2001

ISBN 978-88-470-0151-0

Progetto grafico della copertina: Simona Colombo (Milano)
Fotocomposizione e stampa: Photo Life-Ideanet (Milano)

SPIN: 10849139

Ai miei genitori

Prefazione alla collana

Nell'ultimo decennio gli operatori della riabilitazione cognitiva hanno potuto constatare come l'intensificarsi degli studi e delle attività di ricerca abbiano portato a nuove ed importanti acquisizioni. Ciò ha offerto la possibilità di adottare tecniche riabilitative sempre più efficaci, idonee e mirate.

L'idea di questa collana è nata dalla constatazione che, nella massa di testi che si sono scritti sulla materia, raramente sono stati pubblicati testi con il taglio del "manuale": chiare indicazioni, facile consultazione ed anche un contributo nella fase di pianificazione del progetto e nella realizzazione del programma riabilitativo.

La collana che qui presentiamo nasce con l'ambizione di rispondere a queste esigenze ed è diretta specificamente agli operatori logopedisti, ma si rivolge naturalmente a tutte le figure professionali componenti l'equipe riabilitativa: neurologi, neuropsicologi, psicologi, foniatri, fisioterapisti, insegnanti, ecc.

La spinta decisiva a realizzare questa collana è venuta dalla pluriennale esperienza didattica nelle Scuole di Formazione del Logopedista, istituite presso la Fondazione "Santa Lucia" - IRCCS di Roma. Soltanto raramente è stato possibile indicare o fornire agli allievi libri di testo contenenti gli insegnamenti sulle materie professionali, e questo sia a livello teorico che pratico.

Tutti gli autori presenti in questa raccolta hanno all'attivo anni di impegno didattico nell'insegnamento delle metodologie riabilitative per l'età evolutiva, adulta e geriatrica. Alcuni di essi hanno offerto anche un notevole contributo nelle più recenti sperimentazioni nel campo della valutazione e del trattamento dei deficit comunicativi. Nell'aderire a questo progetto editoriale essi non pretendono di poter colmare totalmente la lacuna, ma intendono soprattutto descrivere le metodologie riabilitative da essi attualmente praticate e i contenuti teorici del loro insegnamento.

I volumi che in questa collana sono specificamente dedicati alle metodologie e che, come si è detto, vogliono essere strumento di consultazione e di lavoro, conterranno soltanto brevi cenni teorici introduttivi sull'argomento: lo spazio più ampio verrà riservato alle proposte operative, fino all'indicazione degli "esercizi" da eseguire nelle sedute di terapia.

Gli argomenti che la collana intende trattare vanno dai disturbi dell'apprendimento dell'età evolutiva, all'afasia, alle disartrie, alle aprassie, ai disturbi percettivi, ai deficit attentivi e della memoria, ai disturbi comportamentali delle sindromi postcomatose, alle patologie foniatriche, alle ipoacusie, alla balbuzie, ai disturbi del calcolo, senza escludere la possibilità di poter trattare patologie meno frequenti (v. alcune forme di agnosia).

Anche la veste tipografica è stata ideata per rispondere agli scopi precedentemente menzionati; sono quindi previste in ogni volume illustrazioni, tabelle riassuntive, elenchi di materiale terapeutico che si alterneranno alla trattazione, in modo da semplificare la lettura e la consultazione.

Nella preparazione di questi volumi si è coltivata la speranza di essere utili anche a quella parte di pubblico interessata al problema, ma che non è costituita da operatori professionali e da specialisti.

Con ciò ci riferiamo ai familiari dei nostri pazienti e agli addetti all'assistenza che spesso fanno richiesta di poter approfondire con delle letture la conoscenza del problema, anche per poter contribuire più efficacemente alla riuscita del progetto riabilitativo.

Roma, giugno 2000   C. Caltagirone
                                                                     C. Razzano
                                                          Fondazione Santa Lucia

Indice

Capitolo 1
Introduzione alla linguistica

Introduzione

La linguistica viene comunemente intesa come lo studio del linguaggio. Ma cosa si intende esattamente per linguaggio? E cosa lo differenzia dal concetto di lingua? Linguaggio è un termine che nell'accezione comune rivela una natura fortemente ambigua. Se da un lato lo si adopera per indicare sia la facoltà del linguaggio in generale sia le sue singole attuazioni, le lingue storico-naturali, dall'altro lo si usa per descrivere una varietà molto ampia di sistemi comunicativi sia umani, animali, che artificiali (ad esempio, il linguaggio verbale, il linguaggio dei segni, il linguaggio del corpo, il linguaggio delle api, il linguaggio informatico, ecc.). Secondo la terminologia utilizzata in linguistica, per **linguaggio** si intende la facoltà umana di utilizzare un codice comunicativo altamente complesso e strutturato, indipendente dalla sua realizzazione formale sia essa verbale, gestuale o mimica in grado di esprimere idee, considerazioni, propositi, memorie con modulazioni potenzialmente illimitate. Il linguaggio è una abilità complessa e specializzata, i cui principi generali sembrano a tutti gli effetti svilupparsi spontaneamente nel bambino, che viene usata in modo apparentemente automatico senza una conoscenza esplicita della sua struttura logica. Quest'ultima è qualitativamente la stessa in ciascun individuo indipendentemente dalla comunità linguistica cui appartenga. In quanto tale, la nozione di linguaggio non va confusa con quella di **lingua (storico-naturale)**, che definisce, al contrario, ogni singola attuazione storica e sociale della facoltà linguistica (ad esempio le lingue come l'italiano, l'inglese o il tedesco) e che si presenta come una complessa miscela di natura e cultura. Nel corso della produzione e/o comprensione linguistica chi produce e/o comprende un atto comunicativo fa inconsapevolmente interagire dei sistemi di elaborazione cognitiva innati con i dati che ha acquisito nel corso della sua formazione. Analizzare le capacità linguistiche di una persona che parla italiano vuol dire descrivere l'interazione tra due tipi di conoscenze che quel parlante utilizza: quelle generali, comuni a tutti gli esseri umani, che permettono di assemblare delle conoscenze in modo inconsapevole e quelle particolari che attivamente si utilizzano per parlare concretamente la lingua italiana. Da questo punto di vista chi utilizza una lingua potrà commettere errori "linguistici" solo per quanto riguarda gli aspetti idiosincratici della lingua a cui è stato esposto fin da bambino (il lessico e la grammatica specifica per quella lingua), mentre non potrà mai commettere errori che contravvengano alla logica linguistica, ai rapporti tra gli elementi strutturali linguistici comuni a qualunque lingua.

Data la complessità delle relazioni che intercorrono tra linguaggio, lingua, società, storia dei popoli e delle loro culture è evidente che la banale definizione di linguistica come "studio scientifico del linguaggio" non può essere considerata soddisfacente. In realtà, la linguistica si suddivide in numerosi settori particolari che studiano aspetti differenti del binomio linguaggio/lingua. Lo studio delle caratteristiche strutturali del linguaggio umano è dominio della **linguistica generale**. La descrizione dei vari sistemi linguistici, incluse le grammatiche particolari delle singole lingue, è invece compito della **linguistica descrittiva**. Naturalmente vi è uno stretto rapporto tra linguistica generale e linguistica descrittiva dal momento che se la prima fornisce i metodi e gli strumenti per analizzare le singole lingue alla seconda, a sua volta la linguistica descrittiva fornisce sempre nuovo materiale per ampliare e correggere le teorie proposte dalla linguistica generale.

Lo studio descrittivo di una lingua in un dato momento storico (ad esempio, lo studio descrittivo del sistema linguistico italiano degli anni '90) è definito uno studio **sincronico**, mentre un'analisi descrittiva di una lingua che prenda in considerazione due o più momenti storici diversi (ad esempio lo studio delle variazioni che il sistema linguistico italiano ha subito dal 1200 ad oggi) viene definita una analisi **diacronica** ed è oggetto della **linguistica storica**. Si noti bene che lo studio diacronico di una lingua non viene applicato unicamente allo sviluppo storico di lingue di cui si conoscono tutti (o quasi) i passaggi evolutivi come nel caso dello studio delle trasformazioni che hanno condotto dal latino all'italiano, ma può essere applicato anche alla *ricostruzione* di sistemi linguistici andati ormai perduti, come nel caso della ricostruzione dell'indoeuropeo, una lingua antichissima da cui si sono sviluppate gran parte delle lingue d'Europa e alcune di quelle asiatiche come per esempio l'indiano ed il persiano.

Alla linguistica teorica si affianca la **linguistica applicata**, un vasto settore di studi linguistici caratterizzati da una forte interdisciplinarietà settoriale, che si occupa di applicare i risultati della linguistica generale e descrittiva a vari ambiti: ad esempio, la *sociolinguistica* si occupa dei rapporti tra linguaggio e comportamenti sociali; l'*interlinguistica* studia i processi di interferenza tra le lingue che danno origine a fenomeni come prestiti o calchi di materiale lessicale o sintattico; la *psicolinguistica* studia i processi cognitivi coinvolti nell'elaborazione linguistica; la *neurolinguistica* analizza le basi neurali del linguaggio, cioè le strutture anatomiche del cervello in cui possono essere localizzati determinati processi linguistici, cercando di stabilire correlazioni tra funzioni linguistiche e zone cerebrali e aspetti dell'elaborazione linguistica con le modalità di trattamento dell'informazione proprie dei neuroni.

Il concetto di linguaggio richiede due linee interpretative che corrispondono a due distinti approcci metodologici: se da un lato l'analisi si rivolge ai processi cognitivi e quindi biologici che sottostanno all'elaborazione del linguaggio, dall'altro verte sul linguaggio inteso come facoltà comunicativa, come insieme di conoscenze linguistiche implicite che permettono di compiere un atto comunicativo.

Approcci allo studio del linguaggio inteso come facoltà comunicativa

Il linguaggio in quanto capacità di comunicare con altri individui è stato studiato da vari punti di vista. Uno di questi è il punto di vista semiotico, mentre l'altro è costituito dall'insieme delle teorie della comunicazione basate sull'idea che comunicare significhi essenzialmente interagire.

Basi semiotiche del linguaggio

Il concetto di comunicazione si basa sulla concezione triadica introdotta da Peirce (1931, 1958) secondo cui ogni atto comunicativo che coinvolga almeno un emittente ed un ricevente consta necessariamente di un segno o *rapresentamen*, "qualcosa che sta per qualcuno in luogo di qualche cosa in qualche rispetto o capacità", di un interpretante di quel segno, cioè la rappresentazione mentale che il ricevente si fa del segno che gli è stato appena trasmesso, e di un oggetto del segno consistente nel referente stesso del segno, ciò a cui il segno si riferisce (Fig. 1.1). L'assunto di base della concezione peirciana del segno è dunque che tra oggetto denotato e segno usato per denotarlo si inserisca l'insieme delle conoscenze dell'interlocutore, le sue attitudini, in una parola il suo background conoscitivo e cognitivo che gli consente di interpretare il segno in un modo unico.

Peirce è il fondatore della semiotica, la scienza che studia i **segni**, il modo in cui questi segni si combinano tra loro per formare dei **codici** ed il modo in cui vengono effettivamente interpretati. Adottando una definizione operativa, per segno si intende un qualcosa in grado di esprimere una informazione minima,

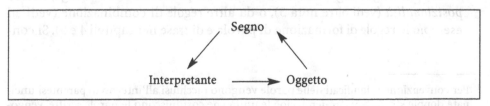

Segno

Interpretante ⟶ Oggetto

Figura 1.1. La natura triadica del segno

una entità comunicativa minima dotata di un contenuto e di una espressione: ad esempio, una colonna di fumo è segno di un incendio, poiché il fumo è l'espressione che veicola il significato di <<fuoco>>[1]; la luce rossa del semaforo è un segno che impone di fermarsi; una formula composta di numeri e lettere è il segno di un teorema; la parola *macchina* è il segno del significato <<macchina>>; ecc. Da questo punto di vista, le lingue umane sono dei codici, dei sistemi di corrispondenze tra espressione e contenuto destinati alla trasmissione di una informazione tra un emittente e un ricevente attraverso la produzione di messaggi.

Secondo la tassonomia proposta da Peirce, i segni sono suddivisibili in tre classi: *icone* (i segni che presentano una forte somiglianza con l'oggetto che designano), *indici* (i segni che vengono assegnati a entità del mondo e che hanno ragione di esistere solo fino a che l'entità cui si riferiscono esiste [ad esempio i nomi propri o i sintomi di una malattia]) e *simboli* (i segni che vengono associati per convenzione a qualcosa di diverso da essi).

Da un punto di vista operativo, i codici verranno in questa sede suddivisi in quattro classi in base al punto di vista preso in considerazione [Simone, 1990]: dal punto di vista dell'espressione; dal punto di vista del contenuto; dal punto di vista della relazione tra espressione e contenuto; dal punto di vista della modalità di codificazione.

1) Dal **punto di vista dell'espressione** i codici si suddividono in:

- **codici semplici**: i codici semplici sono composti da segni non ulteriormente scomponibili e regolati dalla limitazione di occorrenza. Non potendo apparire contemporaneamente in due modalità diverse, questi codici possono esprimere solo un significato alla volta. Un esempio di codice semplice è dato dal fumo che non può denotare altro che la presenza di un fuoco, oppure dalla spia della benzina di un'auto, che è in grado di esprimere, di volta in volta, unicamente il significato di serbatoio pieno o di serbatoio quasi vuoto;
- **codici articolati**: i codici articolati sono caratterizzati dal fatto di essere composti da più segni disposti in modi prestabiliti. Esempi di questo tipo sono il codice matematico e il linguaggio verbale, caratterizzati dal fatto di poter esprimere una vasta gamma di significati mediante una dislocazione differenziata dei segni. In questi codici il significato non viene veicolato solamente dai singoli segni ma anche dalla loro posizione nella stringa, la loro *posizionalità* (vedi oltre nota 3), o da altre regole di combinazione (vedi ad esempio le regole di formazione di parola e di frase nei capitoli 4 e 5). Si con-

---

[1] Per convenzione i significati delle parole vengono racchiusi all'interno di parentesi uncinate doppie << ... >>; i grafemi, cioè le unità che costituiscono le parole scritte, vengono rappresentati inserendoli tra parentesi uncinate singole < ... >.

sideri ad esempio la stringa numerica 1789, il cui significato globale (<<millesettecentoottantanove>>) non è dato unicamente dalla presenza casuale di un 1, di un 8, di un 7 e di un 9, ma dalla loro dislocazione in un preciso ordine (1789 è diverso da 9871, 1987, ecc.).

A loro volta, i codici articolati si suddividono in **codici con stand by** e in **codici senza stand by**. I codici con stand by permettono di interrompere momentaneamente il flusso di informazione per potervi inserire materiale comunicativo aggiuntivo. Nel caso delle lingue verbali è, ad esempio, possibile interrompere una data stringa frasale per inserirvi materiale come proposizioni relative o causali: "Marco è andato via". → "Marco, poiché era stanco, è andato via". Un aspetto essenziale dell'articolazione con stand-by del codice verbale è la *ricorsività* consistente nella possibilità di aggiungere tutto il materiale aggiuntivo che si vuole utilizzando sempre lo stesso meccanismo e contribuendo in tal modo a generare una notevole potenzialità espressiva utilizzando un set limitato di risorse, come in "Marco, che è il fratello di Claudia, che è la mia compagna di classe nella scuola che Mario, il fratello di Ada, ha fondato, è andato via" (si veda a riguardo il processo di relativizzazione discusso nel cap. 5). Viceversa, i codici senza stand by non consentono questo tipo di interruzioni all'interno del flusso informativo. Dal punto di vista dell'espressione le lingue verbali sono dunque dei codici articolati[2] con stand by.

2)   Anche dal **punto di vista del contenuto** sussiste la suddivisione tra **codici semplici e codici articolati**. Chiaramente un codice semplice dal punto di vista dell'espressione lo sarà anche dal punto di vista del contenuto, mentre un codice articolato dal punto di vista dell'espressione lo sarà anche per quanto riguarda il contenuto. Dal punto di vista del contenuto espresso, i codici possono suddividersi anche in base alla quantità di informazione che possono veicolare in:

* **codici semanticamente finiti**: quei codici che possono esprimere solamente una gamma limitata di contenuti, come ad esempio i segni del semaforo che

---

[2] Il linguaggio verbale umano presenta anche un'altra caratteristica che lo differenzia da ogni altro sistema comunicativo: non è semplicemente un codice articolato ma doppiamente articolato (**doppia articolazione**), nel senso che non solo scinde i codici in segni, cioè unità dotate di contenuto ed espressione, ma è in grado di scindere anche i segni in altre subunità che non sono propriamente segni dal momento che sono dotate solamente di una espressione a cui non è associato alcun contenuto. Prendendo una parola come *cane*, notiamo che è suddivibile in due unità dotate di significato: *can-* (idea di cane); *-e* (idea di singolare). Questo è il livello di prima articolazione o articolazione morfologica. Le stesse due unità morfologiche appena viste sono però ulteriormente suddivisibili in altre unità non propriamente dotate di un significato: i fonemi $c+a+n+e$ corrispondenti al livello di seconda articolazione o articolazione fonologica o grafemica in base al tipo di canale comunicativo che si utilizza, verbale o scritto.

possono esprimere unicamente i significati << passare >> (verde), << attenzione >> (giallo) o << fermarsi >> (rosso);
- **codici semanticamente onnipotenti:** sono i codici in grado di esprimere una
vastissima gamma di significati semplicemente modulando e combinando i
segni che li compongono mediante i principi della posizionalità. Un esempio
di questo tipo è il codice verbale.

Dal punto di vista del contenuto le lingue verbali sono codici articolati[3]
semanticamente onnipotenti.

3) dal **<u>punto di vista della relazione tra espressione e contenuto</u>** i codici si
suddividono in:

- **codici iconici:** nei codici iconici l'espressione ha un alto grado di somiglianza con il contenuto che esprime. Esempi di codice iconico sono i cartelli stra-
dali denotanti pericolo dovuto a caduta massi o a curve pericolose. I codici
iconici sono estremamente poco economici, nel senso che riescono ad esprimere solo un tipo di significato (quello espresso dall'icona);
- **codici arbitrari:** i codici arbitrari hanno il vantaggio di non instaurare un
rapporto di necessità tra l'espressione ed il contenuto. In questo modo, possono esprimere una enorme gamma di significati diversi. Il linguaggio è una
forma arbitraria di comunicazione dal momento che non è possibile instaurare alcun rapporto di causa-effetto tra il significante di una parola (la sua
espressione) ed il suo significato (il concetto che quella parola esprime). La
rappresentazione arbitraria del significato è la condizione indispensabile per
la creatività dei codici arbitrari come il linguaggio verbale, poiché come si è
visto un linguaggio iconico può esprimere solo una limitata gamma di significati.

---

[3] Come è stato evidenziato da Ferdinand De Saussure, la sequenzialità del codice verbale
può essere vista in una doppia prospettiva: da un lato la dimensione lineare della concatenazione linguistica (**asse sintagmatico**), dall'altro l'asse della scelta dei contenuti, di ciò
che si vuole dire (**asse paradigmatico o associativo**). È come se nella produzione linguistica venisse operata di continuo una duplice selezione, paradigmatica quando dobbiamo
selezionare le parole adeguate al contesto che vogliamo produrre, sintagmatica quando
vogliamo mettere le parole scelte paradigmaticamente in una sequenza lineare come
viene chiarito nello schema seguente:

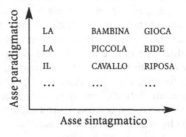

I codici arbitrari si suddividono a loro volta in **codici sinonimici, codici non sinonimici** e **codici vaghi**. Per codice sinonimico si intende un codice in grado di esprimere lo stesso contenuto con più espressioni diverse: si pensi ad esempio al codice numerico e ai vari modi per formare il significato << 10 >> (< 5 + 5 >, < 2+2+2+2+2 >, ecc.). I codici non sinonimici invece non sono in grado di rendere un significato in più modi diversi. Infine, i codici vaghi possono essere ambigui semanticamente, possono cioè esprimere più contenuti con la stessa espressione. Si consideri ad esempio i significati diversi che può avere una frase come "l'operazione è riuscita perfettamente" a seconda del contesto in cui la frase stessa viene prodotta (uscita da una sala operatoria o un summit di mafiosi).

Dal punto di vista della relazione tra espressione e contenuto le lingue verbali sono dunque codici arbitrari, sinonimici e vaghi. È da tener presente tuttavia che nella normale interazione comunicativa i parlanti fanno ricorso anche a segnali parzialmente iconici come alcuni tipi di onomatopee[4] o gesti.

4) dal **punto di vista del modo in cui si codifica e si trasmette l'informazione** si distinguono codici analogici e codici digitali.

- Per **codice analogico** si intende un insieme strutturato di segni al cui interno vige il criterio della continuità. Si consideri ad esempio il funzionamento di un normale orologio analogico: questo tipo di orologio ha la caratteristica di "far vedere" lo scorrere del tempo secondo per secondo mediante lo scorrere delle lancette. È come se ogni frazione di secondo ci venisse comunicata senza soluzione di continuità. Esempi di codici analogici sono le immagini visive in movimento.
- Il **codice digitale** esprime l'informazione come fa ad esempio un orologio digitale, che mostra lo scorrere del tempo non in modo continuo, ma con dei "salti" da un secondo all'altro. In altre parole, il codice digitale è meno vincolato di quello analogico potendosi articolare in modo apparentemente libero. Un esempio di codice digitale è il linguaggio verbale, in cui la successione di più suoni che formano le parole non è determinata dalla continuità articolatoria.

Le lingue verbali sono dal punto di vista della trasmissione dell'informazione codici discreti (digitali).

---

[4] Si definisce *onomatopea* una parola che riproduca acusticamente i suoni come si presentano affettivamente nella realtà. Bisogna comunque notare che le stesse onomatopee sono tutto fuorché completamente iconiche. Ad esempio, si pensi al modo che i parlanti di lingue diverse utilizzano per minimare il verso della gallina: in italiano *chicchirichí*; in inglese *cock-a-doodle-doo*; in francese *cocoricò*, ecc.

Ricapitolando la suddivisione semiotica dei codici[5]:

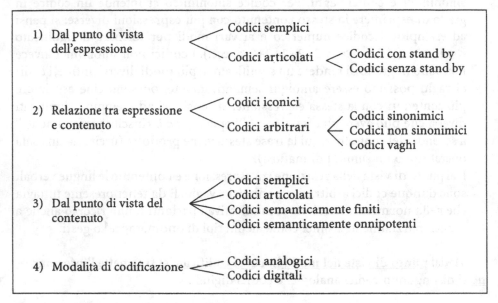

1) Dal punto di vista dell'espressione
— Codici semplici
— Codici articolati < Codici con stand by / Codici senza stand by

2) Relazione tra espressione e contenuto
— Codici iconici
— Codici arbitrari < Codici sinonimici / Codici non sinonimici / Codici vaghi

3) Dal punto di vista del contenuto
— Codici semplici
— Codici articolati
— Codici semanticamente finiti
— Codici semanticamente onnipotenti

4) Modalità di codificazione
— Codici analogici
— Codici digitali

Figura 1.2. Schema riassuntivo dei codici

Teorie della comunicazione

Il linguaggio verbale umano è una forma di comunicazione utilizzata per svolgere determinate funzioni[6] e per mettere in relazione due o più partecipanti all'atto comunicativo, un **emittente**, che compie l'atto di codificare l'informazione concettuale in un formato linguistico adatto ad essere trasmesso, ed un **ricevente** che a sua volta decodifica l'informazione che riceve. Secondo il linguista Roman Jakobson (1960) oltre all'emittente ad al ricevente elementi essenziali dell'interazione comunicativa sono il **messaggio** (cioè l'informazione veicolata), il **codice** utilizzato (suoni nell'interazione verbale, parole scritte nell'interazione scritta, ecc.), il **contesto** situazionale all'interno del quale l'atto comunicativo si inscrive e il **canale** attraverso il quale la comunicazione procede (ad esempio, il canale fonico-acustico nella comunicazione orale oppure quello grafico-visivo nella comunicazione scritta).

---

[5] Per una più estesa trattazione degli aspetti semiotici della interazione comunicativa si rimanda a Simone, 1990

[6] Halliday (1970) individua una funzione ideativa (comunicare implica il trasmettere delle ideee o degli stati mentali), una funzione interpersonale (comunicare permette di instaurare rapporti tra individui diversi) e una funzione testuale (comunicare consiste di più parti legate tra di loro in base ad un contesto logico e linguistico ed in relazione ad una situazione extralinguistica che determina le modalità dell'atto comunicativo stesso)

La struttura comunicativa delineata da Jakobson non tiene conto di tutti gli aspetti pragmatici che condizionano l'emittente ed il ricevente nel corso dell'interazione comunicativa. Ciò che non trova posto nella teorizzazione jakobsoniana e che invece va inserito in uno schema più completo dell'atto comunicativo sono, nell'ordine: le **presupposizioni**, cioè l'insieme delle conoscenze condivise da emittente e ricevente, gli **scopi** dell'emittente e del ricevente e le **strategie** messe in atto per conseguire questi scopi. Se consideriamo, poi, che nell'atto comunicativo tutti gli elementi individuati (emittente, ricevente, codice, messaggio, canale, contesto, presupposizioni dell'emittente, presupposizioni del ricevente, e gli scopi e le strategie messe in atto dai due) interagiscono tra di loro in vari modi, risulta evidente la complessità generale dell'atto comunicativo. Si consideri ad esempio una situazione comunicativa in cui due persone stanno litigando e ad un certo punto uno dei due litiganti, indicando la porta, dice all'altro: "Quella è la porta!". È logico supporre che con questa espressione non si intenda semplicemente affermare che quella che si sta indicando è una porta ma che l'interlocutore sia invitato ad andarsene passando da quella porta. Questo è uno dei tanti esempi che è possibile riscontrare nella vita quotidiana di frasi il cui reale significato comunicativo non coincide semplicemente con il significato linguistico veicolato, ma con una serie di conoscenze che interagiscono tra i due parlanti in modo tale che chi ascolta l'ingiunzione sa che deve uscire per quella porta.

In definitiva, l'unità comunicativa minima non è identificabile con una singola parola, una frase o una serie di frasi, ma con un'unità concettuale definita **testo**, inteso come punto nevralgico di interazione tra le strutture linguistiche (i livelli fonetico, fonologico, morfologico, sintattico, semantico e pragmatico) e le conoscenze extralinguistiche (esperienze, conoscenze, atteggiamenti, ecc.) condivise da emittente e ricevente. Riassumendo, lo schema comunicativo in Fig. 1.3 può essere considerato in linea di massima come quello maggiormente in grado di descrivere la reale interazione comunicativa.

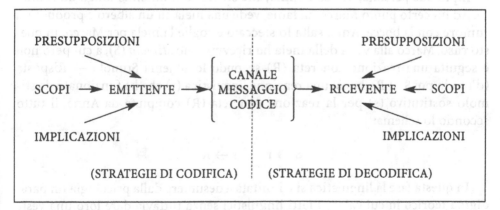

PRESUPPOSIZIONI   PRESUPPOSIZIONI

SCOPI → EMITTENTE → CANALE MESSAGGIO CODICE → RICEVENTE ← SCOPI

IMPLICAZIONI   IMPLICAZIONI

(STRATEGIE DI CODIFICA)   (STRATEGIE DI DECODIFICA)

Figura 1.3. Modello della comunicazione orale

Approcci allo studio del linguaggio inteso come facoltà cognitiva

Gli sviluppi della linguistica a partire dalla prima metà del secolo scorso hanno consentito un progressivo avvicinamento delle teorie linguistiche a quelle psicologiche e cognitive. Lo sviluppo della psicolinguistica e della neurolinguistica è stato determinato da un lato dal crescente interesse nei confronti del linguaggio da parte degli psicologi, dall'altro dall'attenzione sempre maggiore che i linguisti hanno rivolto ai processi cognitivi coinvolti nella elaborazione del linguaggio in generale e delle lingue in particolare.

Il modello comportamentista: l'apprendimento linguistico come fenomeno psicologico

Uno dei primi passi volti all'individuazione di un ambito comune a linguistica e psicologia è stato compiuto nell'ambito della linguistica strutturalista statunitense. Linguisti come L. Bloomfield (1933), sono stati fortemente influenzati dal comportamentismo (o "behaviorismo"), teoria psicologica delineata nel 1913 in un articolo di J. B. Watson e che ha raggiunto il suo culmine nel 1957 con la pubblicazione del libro *Verbal behavior* dello psicologo B. F. Skinner. In questa prima fase la linguistica si è posta come obiettivo primario lo studio del comportamento linguistico nelle sue manifestazioni concrete. Secondo i comportamentisti alcune facoltà complesse sia umane che animali sono in realtà comportamenti frutto di un apprendimento graduale contrassegnato dal susseguirsi di stimoli e risposte ad essi. Lo stesso linguaggio viene considerato un vero e proprio schema d'azione che si impara a gestire come risposta agli stimoli forniti dall'ambiente sociale o naturale. Lo schema comunicativo risultante può essere immaginato come uno scambio di stimoli. Consideriamo ad esempio due persone, Marco e Anna, che stiano camminando lungo un sentiero. Ad un certo punto Marco ha fame, vede una mela su un albero e produce un rumore con la bocca. Anna salta lo steccato e coglie la mela per Marco. In questo caso, Marco alla vista della mela ha ricevuto uno *stimolo* (S), a cui però non è seguita una reazione concreta (R) secondo lo schema Stimolo → Risposta (d'ora in poi S → R), bensì una reazione linguistica (r) che ha funzionato da stimolo sostitutivo (s) per la reazione concreta (R) compiuta da Anna, il tutto secondo lo schema:

$$S \rightarrow r \ldots s \rightarrow R$$

In questa fase la linguistica si è limitata a desumere dalla psicologia un paradigma teorico in cui calare i fatti linguistici senza tuttavia dare loro una veste realmente psicologica poiché al centro dell'interesse non erano i processi psicologici coinvolti nella produzione/comprensione di testi verbali o scritti. Secondo il paradigma comportamentista, l'apprendimento linguistico viene considerato come una reazione a determinati stimoli che possono o meno essere rinforzati: per un bambino imparare una lingua vuol dire comprendere i rapporti di stimolo-risposta in relazione al mondo che lo circonda. Nel processo di acquisizione linguistica giocano un ruolo fondamentale i genitori del bambino e gli ambienti "stimolanti". Il bambino può fare delle supposizioni riguardanti determinati rapporti stimolo-risposta senza tuttavia essere sicuro della loro validità, a meno che le sue supposizioni non vengano rinforzate, confermate dagli adulti. Per fare un esempio, supponiamo che un bambino produca la sillaba *ba*: nel momento stesso in cui la produce si abitua acusticamente a quel suono cosicché ogni volta che sente un suono simile tende a compiere gli stessi movimenti della bocca, ripetendolo. Supponiamo ora che uno dei genitori pronunci in presenza del bimbo un suono che assomigli ad una delle sillabe che il bambino di solito balbetta, per esempio <u>*bambola*</u>. Quando questi suoni colpiscono l'orecchio del bimbo entra in gioco l'abitudine ed egli pronuncia la sillaba più simile ad essi scelta tra quelle che di solito balbetta: *ba*. Sta dunque cominciando ad imitare. La madre, ovviamente, usa le parole in presenza dello stimolo appropriato dicendo *bambola* quando effettivamente mostra la bambola. La vista della bambola da una parte e l'udire la parola <u>*bambola*</u> dall'altra ricorrono ripetutamente finché il bambino forma una nuova abitudine: la vista e la sensazione tattile della bambola bastano a fargli dire *ba*. Ogni volta che il bambino apprende il collegamento S → R (ad esempio, dire *bambola* quando vede la sua bambola), apprende anche il collegamento s → R (per esempio, cercare di prendere la sua bambola quando sente la parola *bambola*). Nello stesso tempo, quindi, il bambino impara a comportarsi non solo da locutore ma anche da ascoltatore.

Il modello generativo-trasformazionale: il linguaggio come fenomeno biologico

Una forte reazione al paradigma comportamentista si è avuta intorno alla metà del secolo scorso ad opera del linguista americano Noam Chomsky che, criticando la concezione del linguaggio come comportamento interamente apprendibile in base a stimoli esterni, concepisce il linguaggio come una facoltà cognitiva in parte innata, in parte acquisita. Il nuovo input dato allo sviluppo delle teorie innatiste del linguaggio si è tradotto nell'elaborazione di un insieme di teorie specifiche, corrispondenti ad altrettante fasi di sviluppo di una teoria più generale del linguaggio:

a) La prima fase è cronologicamente limitata da un lato dalla pubblicazione di *Syntactic Structures* di Noam Chomsky (1957), dall'altro dal *Biological Foundations of Language* di Lenneberg risalente al 1967. In questo periodo la ricerca ha riguardato per lo più l'evoluzione delle capacità linguistiche e la descrizione dei livelli fonologico e sintattico definiti nell'ambito di una **Teoria generativo-trasformazionale** (N. Chomsky, 1957; 1965; 1968).

b) La seconda fase cominciata all'inizio degli anni '70 e durata fino alla fine degli anni '80 ha visto un particolare fiorire degli studi nella area di indagine riguardante lo studio dello sviluppo delle abilità linguistiche da uno stadio iniziale, definito *stadio 0*, fino al completo sviluppo della grammatica mentale, lo *stato stabile*. È in questo periodo che è stato ampliato e in gran parte modificato il modello iniziale della ricerca generativo-trasformazionale, con lo sviluppo della **Teoria dei Principi e dei Parametri** o *Government and binding theory* (letteralmente, "Teoria della reggenza e del legamento") (N. Chomsky, 1981; 1986a; 1986b; 1988).

c) La terza e più recente fase si è andata sviluppando a partire dalla fine degli anni '80 e procede a tutt'oggi ponendosi come scopo una ulteriore semplificazione dell'apparato teorico dei principi e dei parametri. Il modello proposto in questa ultima fase è stato di conseguenza definito **Programma Minimalista**.

Nell'ambito degli sviluppi del paradigma generativo e in particolare nella parte della teoria nota come Teoria dei Principi e dei Parametri, il linguaggio è concepito come una complessa facoltà cognitiva frutto di una miscela di natura e cultura, la cui conoscenza consiste di principi universali fissi per tutte le lingue e di parametri che variano da una lingua all'altra ma sempre all'interno di un *range* limitato di possibilità. L'insieme dei Principi e dei Parametri costituisce la **Grammatica Universale** (o più semplicemente GU). L'approccio psicologico della teoria mentalista chomskiana innesta la linguistica nel più vasto ambito delle scienze cognitive. Noam Chomsky (1965) ha introdotto le nozioni di competenza ed esecuzione[7]. La facoltà umana di comunicare così come la

---

[7] L'antecedente storico (ma non concettuale) della distinzione competenza-esecuzione è la distinzione tracciata da Ferdinand de Saussure tra i concetti di *langage*, *langue* e *parole*. Se la **langage** è concepita come la facoltà del linguaggio in generale, la **langue** è un modello sociale, una attuazione storico-sociale della *langage*: "La *langue* è un insieme di convenzioni necessarie adottate dal corpo sociale per permettere l'uso della facoltà del linguaggio tra gli individui". La **parole**, infine, è considerata un "atto di volontà e di intelligenza, nel quale conviene distinguere: 1) le combinazioni con cui il soggetto parlante utilizza il codice della lingua in vista dell'espressione del proprio pensiero personale; 2) il meccanismo psico-fisico che gli permette di esternare tali combinazioni" [*Cours de linguistique générale*, 1916, trad. it. pp. 30-31]. Di estremo interesse è la relazione tra *langue* e *parole*. Nonostante il fatto che "separando la *langue* dalla *parole* si separa ad un tempo: 1) ciò che è sociale da ciò che è individuale; 2) ciò che è essenziale da ciò che è accessorio e più o meno accidentale", il rapporto langue-parole non deve essere concepito nei termini di una opposizione completamente contrastiva poiché: "I due oggetti sono strettamente legati e si presuppongono a vicenda: la *langue* è necessaria perché la *parole* sia intelligibile e produca i suoi effetti; ma la *parole* è indispensabile perché la *langue* si stabilisca" (vedi *supra* p. 37).

conoscenza delle singole lingue da parte di un parlante è detta **competenza** linguistica.

Tale competenza può essere di due tipi: *competenza grammaticale,* l'insieme delle conoscenze che il parlante ha circa l'organizzazione delle unità linguistiche in generale e di quelle proprie della sua lingua in particolare, e *competenza pragmatica,* la consapevolezza intuitiva da parte di chi produce un messaggio linguistico e di chi lo riceve dei vincoli contestuali linguistici ed extralinguistici che condizionano le modalità, la quantità e la qualità della loro interazione comunicativa. L'uso effettivo che un parlante fa della propria competenza, cioè l'atto di comunicare, è definita **esecuzione**, poiché non è altro che la messa in esecuzione, appunto, delle sue conoscenze linguistiche più o meno consce che abbiamo poco fa definito come competenza. L'esecuzione dipende, ovviamente, dalla competenza, ma non è detto che ne sia una copia fedele: in altri termini, non sempre diciamo quello che pianifichiamo cadendo in errori, *lapsus linguae,* difficoltà nel reperire le parole che ci servono per dire qualcosa come quando ci capita di "avere una parola sulla punta della lingua". Questi errori, lo studio dei quali è enormemente importante per la ricerca psicolinguistica, sono spesso causati da fattori come i limiti dati dalla memoria umana e dalle nostre capacità attentive. La competenza linguistica viene concepita come una facoltà creativa ed innata. È **creativa** perché, data l'origine arbitraria del linguaggio, con un set limitato di unità e con una ristretta gamma di "meccanismi cognitivi" per combinarle tra di loro è possibile produrre e comprendere un numero virtualmente illimitato di "macrounità", semplici parole, frasi più o meno complesse, interi testi. È **innata** perché i suoi meccanismi non vengono appresi in nessun modo dall'ambiente esterno e sono utilizzati in modo inconscio dai parlanti. L'innatezza del linguaggio è confermata da numerosi fattori, come ad esempio l'*argomento della povertà dello stimolo,* uno degli argomenti chiave portati per confutare le teorie comportamentiste del linguaggio. Secondo questo argomento, gli elementi esterni che consentono di imparare ad usare in modo adeguato il linguaggio sono semplicemente troppo scarsi rispetto alle numerose potenzialità linguistiche che ognuno di noi effettivamente dà prova di usare.

In conclusione, secondo Chomsky gli elementi idiosincratici delle singole lingue, il loro lessico, le loro convenzioni grammaticali e pragmatiche vengono apprese dall'esterno durante la crescita dell'individuo, mentre i meccanismi cognitivi alla base del funzionamento linguistico maturano da sé, senza essere appresi in quanto geneticamente determinati.

Il modello psicologico cognitivo della facoltà linguistica

Mentre la teoria chomskiana si rivolge unicamente alla competenza, nell'ambito della psicologia cognitiva vengono approfonditi anche gli aspetti dell'esecuzione, elaborando modelli di produzione e comprensione linguistica legati ai particolari canali comunicativi e diversificando, ad esempio, le modalità di elaborazione di un testo scritto da quello di uno orale o la comprensione generale di un testo dalla comprensione delle singole parole e/o delle frasi che lo compongono. Secondo la teoria modulare (Fodor J., 1983) dal punto di vista funzionale il cervello è diviso in processori cognitivi specializzati nel processamento di un determinato set di informazioni chiamati *moduli*. Ogni modulo ha la caratteristica di essere velocissimo nella elaborazione dei dati e completamente autonomo per quanto riguarda il suo funzionamento interno, potendo tuttavia mettere in comune con altri moduli il prodotto della propria elaborazione. Dal punto di vista modulare il linguaggio è concepito come una facoltà cognitiva interamente indipendente dalle altre facoltà fin dai primissimi stadi del suo sviluppo nei bambini. Dal punto di vista cognitivo-funzionalista (cfr. Bates E. e MacWhinney B., 1989) il linguaggio viene concepito invece come una facoltà che non si sviluppa in modo indipendente da altre facoltà cognitive, come ad esempio la memoria, ma che si sviluppa unitamente ad esse in un quadro di generale "collaborazione" cognitiva per poi modularizzarsi in un secondo tempo.

Naturalmente studiare il comportamento linguistico nell'ambito della normalità è indispensabile ma un contributo importantissimo alla comprensione dei processi linguistici viene soprattutto da quelle situazioni che normali non sono. Per la psicolinguistica cognitiva lo studio delle patologie che colpiscono a vari livelli le abilità linguistiche è quindi una risorsa preziosa poiché è proprio osservando l'anormalità che è possibile trarre conclusioni sul funzionamento normale del linguaggio.

La struttura linguistica

Caratteristica peculiare del codice linguistico verbale umano è la sua notevole complessità strutturale. Si prenda una frase banalissima come "Il gatto insegue il topo". Che cosa permette di affermare che in effetti questa frase è formata correttamente? Qual è il processo cognitivo che consente di comprendere appieno il significato di questa frase con tutta la vasta gamma di reti inferenziali che essa attiva? Il linguaggio è realmente un sistema di sistemi di funzioni, una complessa struttura profondamente articolata le cui parti sono in rapporto con il tutto grazie ad una elaborata rete di interconnessioni. La struttura del linguaggio si snoda in quelli che sono stati definiti ora *livelli*, ora *componenti*, ora *moduli* in base al quadro teorico preso come punto di riferimento. Considerando la teoria modulare in questa accezione, risulta chiaro che il linguaggio è in realtà non un semplice modulo, ma un vero e proprio insieme modulare, vale a dire un modulo al cui interno lavorano dei sottomoduli corrispondenti ai livelli linguistici teorizzati dalla ricerca linguistica strutturalista:

1) il modulo[8] **fonetico** è responsabile della scansione sia in modalità di input (comprensione) che di output (produzione) dei singoli suoni, indipendentemente dal loro significato linguistico;

2) il materiale fonetico così ottenuto viene filtrato in modo da estrarre dal continuum fonico tutti quei suoni che hanno un effettivo valore linguistico in una particolare lingua (modulo **fonologico**);

3) il modulo **morfologico** elabora il materiale fonologico così da formare morfemi e, da questi, parole;

4) il modulo **sintattico** ordina l'informazione lessicale processata dal modulo morfologico in sintagmi, cioè unità più grandi delle parole ma più piccole delle frasi;

5) il modulo **semantico** elabora il significato linguistico delle frasi prodotte o ricevute come anche quello delle singole parole;

6) il modulo **pragmatico** è in un certo senso il livello della elaborazione dell'uso linguistico: adatta quanto elaborato dai livelli fonetico, fonologico, morfologico, sintattico e semantico al contesto extralinguistico, contribuendo a sviluppare le implicazioni inferenziali che vengono attivate da una data frase e le presupposizioni che emittente e ricevente condividono o assumono di condividere nel corso di un atto linguistico diretto o indiretto.

7) Il modulo **testuale** elabora le frasi organizzandole in strutture coerenti e coesive definite testi.

È necessario a questo punto tracciare una distinzione operativa tra i concetti di **frase**, di **enunciato** e di **testo**. Per *frase* si intende una "entità teorica astratta definita all'interno di una teoria della grammatica" (Levinson S., 1983, trad. it. p. 33)

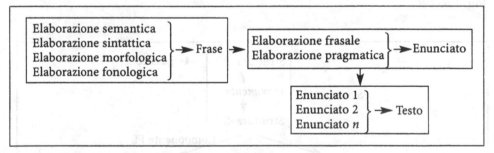

Figura 1.4. La distinzione tra frase, enunciato e testo

---

[8] Si badi bene che parlare di modulo fonetico, fonologico, morfologico, sintattico, semantico, pragmatico non implica asserire l'esistenza di luoghi specifici del cervello in cui l'informazione di questi moduli viene processata. Per modulo infatti si intende una entità psicologica che non deve necessariamente essere localizzata in un solo punto, ma che può essere il frutto dell'attivazione di un circuito nervoso che coinvolga varie parti del cervello (cfr. capitolo 9).

intesa come l'insieme dei livelli da quello fonetico/fonologico a quello sintattico e parzialmente, come vedremo nel capitolo 6, semantico. Per *enunciato* si intende l'insieme di una o più frasi arricchite dal contenuto pragmatico contestuale consistente nella rete inferenziale, nelle presupposizioni e nelle implicazioni che vengono attivate all'interno di uno scambio comunicativo. Il *testo*, infine, è l'insieme strutturato di più enunciati legati tra loro dalla presenza di fattori come la coesione strutturale e la coerenza nello svolgimento sequenziale delle tematiche.

Il modello chomskiano della competenza linguistica

La teoria generativista rivolge la propria attenzione unicamente ai processi coinvolti nella competenza e non in quelli dell'esecuzione. Secondo questa teoria il <u>sistema lessicale</u> di una lingua interagisce con un <u>modulo grammaticale</u> costituendo in questo modo una struttura sintattica di base definita struttura-p comune ad esempio a due frasi apparentemente diverse come "L'uomo colpisce la palla" e "La palla è colpita dall'uomo" ma che veicolano essenzialmente lo stesso significato. In seguito a complessi fenomeni di *movimento*, dalla struttura-p si genera una struttura-s che, a sua volta, si articola in una <u>forma fonetica</u> (FF) ed una <u>forma logica</u> (FL). Queste ultime, per la loro natura di ponte tra il modulo grammaticale e la gamma dei suoni e dei significati che servono per veicolare il messaggio vengono definiti anche livelli di interfaccia (Chomsky N., 1986b). Essi rappresentano rispettivamente l'aspetto fonologico della frase (ma non la sua reale produzione) ed il suo aspetto logico consistente nei vincoli di natura sintattica e discorsiva che legano tra di loro le varie parti che compongono un testo. Nel complesso la struttura della competenza linguistica è illustrata nella Fig. 1.5.

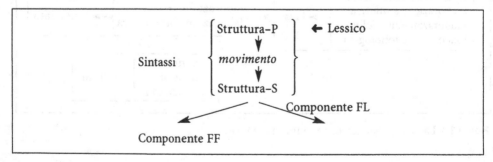

Figura 1.5. Schema della competenza linguistica

I componenti semantico e pragmatico dell'atto comunicativo non vengono presi in considerazione dalla grammatica generativo-trasformazionale non perché non siano considerati importanti, ma semplicemente per una scelta operativa. La grammatica generativa infatti si pone come obiettivo primario una accurata descrizione dei processi che stanno alla base della competenza linguistica. È dunque una scelta metodologica: i risultati di questa prima fase dello studio della competenza potranno un domani dotare i ricercatori di validi strumenti per poter estendere l'analisi alle competenze testuali, pragmatiche e semantiche.

Modelli cognitivi della struttura linguistica

In ambito psicologico cognitivo i modelli di elaborazione linguistica hanno in genere forma di diagrammi di flusso e vanno visti come il risultato dell'integrazione di componenti cognitivo-concettuali con componenti linguistiche. Secondo Garrett (1980; 1982; 1984), ad esempio, la produzione di un messaggio orale coinvolge l'attivazione di più livelli elaborativi (cfr. Fig. 1.6). Un iniziale processo di elaborazione in termini logico-concettuali di quello che si vuole dire, **livello del messaggio**, innesca l'attivazione di un sottostante **livello funzionale** in cui vengono selezionate le parole da usare ed attivate le loro relative informazioni di natura semantica e sintattica. Si noti che in questo stadio della elaborazione ad essere attivata non è l'intera informazione associata alla parola da produrre (informazione fonologica, morfologica, sintattica e semantica), ma solamente l'informazione sintattica e semantica ad essa associata. Levelt (1989) ha definito questo stadio di attivazione lessicale come lo *stadio del lemma*. A questo punto l'informazione elaborata al livello funzionale attiva un **livello** definito **posizionale,** in cui il lemma viene arricchito dell'informazione morfologica e fonologica (lo *stadio del lessema* [Levelt W., 1989]) necessaria alla sua produzione. Il livello posizionale attiva a sua volta un **livello di rappresentazione fonetica** in cui la rappresentazione fonologica delle entrate lessicali riceve una formalizzazione articolatoria. Infine, il messaggio così elaborato riceve l'implementazione articolatoria e viene emesso sotto forma di onde sonore.

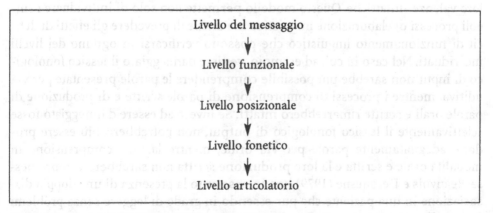

Figura 1.6. Il modello della produzione linguistica secondo Garrett

Se il modello di Garrett determina unicamente i processi alla base della produzione orale, altri modelli descrivono l'elaborazione di parole pronunciate o scritte sia in produzione che in comprensione. Nella Figura 1.7 viene rappresentata l'elaborazione dell'informazione lessicale di singole parole non inserite in un più ampio contesto frasale in base ai due parametri della produzione/comprensione e della oralità/scrittura. L'origine del processo di comprensione è un input visivo (se si è di fronte ad un testo scritto) o uditivo (se si sta conversando). L'informazione visiva o uditiva, dopo essere stata elaborata da un sistema di analisi uditiva o visiva alla ricerca di suoni o grafemi conosciuti, viene trasferita e filtrata rispettivamente in un lessico ortografico di input o in un lessico fonologico di input in cui ogni singola parola letta o udita viene confrontata con il materiale lessicale presente alla ricerca di parole note. A questo punto l'informazione linguistica viene trasferita ad un sistema semantico concettuale in cui il significato logico delle parole percepite viene decodificato dal codice linguistico e codificato in un codice logico-concettuale. Ad esempio, l'informazione logica che la parola *andare* veicola è "trasferirsi da un punto x ad un punto y"; *tornare* in termini logici significa "trasferirsi da un punto x ad un punto y in cui si è già stati"; ecc. Nel caso della produzione il processo è opposto. Nel sistema semantico concettuale viene elaborato in termini logici ciò che si vuole dire o scrivere. In base al tipo di canale che si vuole utilizzare per comunicare, l'informazione viene quindi trasferita ad un lessico fonologico di output o ad un lessico ortografico di output in cui viene codificata nel codice linguistico. Tale informazione viene poi inviata ad un buffer fonologico o grafemico, una sorta di magazzino di memoria a breve termine, in cui l'informazione già elaborata viene messa in attesa e mantenuta fino a quando la parola elaborata non viene materialmente pronunciata o scritta (per una più dettagliata descrizione delle strutture e dei processi lessicali si rimanda al capitolo 10).

Sia nel processo di comprensione che in quello di produzione una funzione fondamentale viene svolta dal **lessico mentale**, un dizionario/magazzino in cui sono incamerate tutte le parole conosciute complete dei loro significati e delle loro valenze sintattiche. Questo modello permette non solo di individuare i singoli processi di elaborazione linguistica ma anche di prevedere gli effetti di deficit di funzionamento linguistico che possono verificarsi in ognuno dei livelli individuati. Nel caso in cui, ad esempio, venisse danneggiato il lessico fonologico di input non sarebbe più possibile comprendere le parole presentate per via uditiva, mentre i processi di comprensione di parole scritte e di produzione di parole orali e scritte rimarrebbero intatti. Se invece ad essere danneggiato fosse selettivamente il lessico fonologico di output, non potrebbero più essere prodotte adeguatamente parole per via orale, mentre la loro comprensione in modalità orale e scritta e la loro produzione scritta non sarebbero compromesse. Beauvois e Derouesne (1979) hanno osservato la presenza di una doppia dissociazione in una paziente che pur essendo in grado di leggere senza problemi (segno di un lessico ortografico di entrata perfettamente efficiente) non era in

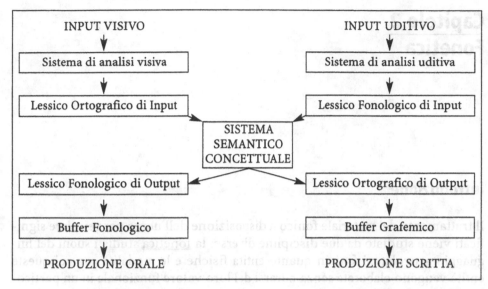

Figura 1.7. Schema della produzione/comprensione di parole in isolamento

grado di scrivere (segno di un lessico ortografico di uscita lesionato). Analoghe osservazioni (Michel F. e Andreewski E., 1983) hanno dimostrato l'effettiva differenziazione del lessico fonologico di entrata da quello di uscita o quadri conseguenti a disfunzione di altri moduli presenti nel modello.

Riepilogo

Questo capitolo introduttivo è stato dedicato all'esposizione di alcune delle maggiori problematiche che interessano l'analisi linguistica. Nella prima parte del capitolo sono stati introdoti i concetti di linguaggio e di lingua e le maggiori suddivisioni della linguistica. Nella seconda parte particolare attenzione è stata rivolta all'aspetto più propriamente comunicativo dell'abilità linguistica, introducendo le nozioni di base della semiotica e dell'interazione comunicativa. Nella terza parte sono stati esaminati alcuni degli approcci allo studio del linguaggio inteso come abilità cognitiva complessa, in particolare alcuni dei più recenti sviluppi in ambito generativista e cognitivista. Infine, nell'ultima parte del capitolo è stato introdotto il concetto di struttura linguistica sia da un punto di vista puramente linguistico che da un punto di vista cognitivo. Nel complesso, il linguaggio verbale umano risulta essere un codice profondamente articolato, i cui meccanismi vengono utilizzati in gran parte in modo inconscio da parte dei parlanti.

Capitolo 2
Fonetica

Introduzione

Il trattamento del materiale fonico a disposizione dell'uomo per veicolare significati viene studiato da due discipline diverse: la <u>fonetica</u> studia i suoni del linguaggio articolato, i *foni*, in quanto entità fisiche e le modalità con cui queste entità vengono elaborate senza curarsi del loro valore funzionale in un particolare sistema linguistico; la <u>fonologia</u> studia il modo in cui i foni si raggruppano in classi funzionali, i *fonemi*, entità parzialmente astratte dotate della funzione di distinguere tra di loro le parole all'interno di sistemi linguistici dati.

La fonetica studia le unità che vengono realmente prodotte dall'apparato fonatorio e ricevute dall'apparato uditivo; la fonologia studia il modo in cui questi suoni possono essere classificati in base alla funzione che effettivamente svolgono all'interno di una lingua. Gli obiettivi principali della fonetica consistono nell'individuazione e classificazione da un punto di vista articolatorio, acustico ed uditivo di tutti i suoni producibili dall'uomo: dal <u>punto di vista articolatorio</u> la fonetica studia il modo in cui i foni vengono prodotti dall'apparato fonatorio; dal <u>punto di vista acustico</u> si occupa di determinare le caratteristiche fisiche ed acustiche di ciascun fono; dal <u>punto di vista uditivo</u> descrive l'anatomia e la fisiologia dell'apparato uditivo. A questi tre approcci, corrisponde la suddivisione della fonetica in tre aree (Albano Leoni F., Maturi P., 1995).

1) La **fonetica articolatoria**, che studia i foni da tre specifici punti di vista:
   a) descrive l'anatomia dell'apparato fonatorio umano in modo tale da poter determinare le modalità di fonazione e quindi le caratteristiche articolatorie dei singoli foni (*fonetica articolatoria segmentale*);
   b) studia i processi responsabili della concatenazione dei foni tra di loro (*fonetica articolatoria intersegmentale*);
   c) analizza gli elementi non segmentali, non appartenenti cioè alla successione lineare di consonanti e vocali, ma soprasegmentali quali l'accento e la durata dei foni (*fonetica articolatoria soprasegmentale*).
2) La **fonetica acustica** si occupa di determinare la caratteristiche fisico-acustiche dei foni.
3) La **fonetica uditiva** (o percettiva) analizza l'anatomia e la fisiologia dell'ap-

parato uditivo ed elabora teorie sulle modalità di decodifica acustica dei foni. La fonetica articolatoria e quella acustica saranno esaminate in questo capitolo. La fonetica uditiva e le teorie della percezione del segnale acustico verranno esaminate nel capitolo 3.

La trascrizione fonetica

I fonetisti hanno dovuto risolvere un problema non da poco: elaborare un sistema di notazione grafica convenzionale che permetta di trascrivere in modo adeguato ogni fono producibile dall'apparato fonatorio umano poiché la pronuncia delle lingue non è rispecchiata in modo coerente dagli alfabeti tradizionali. Tra i motivi di questa discrepanza ortografico-fonologica, vanno segnalati:

1) il fatto che ad un solo grafema possa essere associato più di un fono: ad esempio, in italiano il grafema <c> corrisponde tanto all'occlusiva velare sorda (presente all'inizio della parola _casa_) quanto all'affricata palatale sorda iniziale di _cima_; il grafema <gl> corrisponde sia alla laterale palatale di _gli_ sia alla occlusiva velare di _glicine_; il grafema <s> corrisponde da un lato al fono sordo iniziale di "stanco", dall'altro al fono sonoro iniziale di "sbagliare";

2) il fatto che ad un fono possa essere associato più di un grafema: è ad esempio il caso del fono occlusivo velare sordo [k] a cui corrispondono i grafemi italiani <c>, <ch> e <q> presenti, rispettivamente, nelle iniziali di _casa, chiesa_ e _quadro_;

3) il fatto che un fono possa essere reso graficamente mediante più grafemi combinati tra di loro: alcuni foni infatti possono essere rappresentati mediante **digrafi** (cfr. i casi <ci> di _ciao_, <gh> di _ghiaccio_, <gn> di _bagno_, ecc.) o addirittura da **trigrammi** (cfr. i casi <sci> in _scialle_, <gli> in _aglio_, ecc.);

4) il fatto che non sempre ad un grafema corrisponda necessariamente un fono come nel caso del grafema <h>, la cosiddetta _consonante muta_ che in italiano non viene pronunciata;

5) il fatto che un unico alfabeto possa venire adattato a lingue diverse, come è successo a quello latino che è stato utilizzato per descrivere i sistemi fonologici di lingue anche profondamente diverse;

6) il fatto che, mentre l'ortografia è essenzialmente stabile e conservativa nel tempo, l'apparato fonico di una lingua può invece subire nel corso dei secoli mutamenti profondissimi (cfr. il caso di forme francesi come _roi_ o inglesi come _queen_, pronunciate in modo ben diverso da come vengono scritte).

Concludendo, gli alfabeti tradizionali sono incoerenti nel rappresentare i suoni della lingua parlata. Per far fronte a questa serie di problemi sono stati ideati degli **alfabeti fonetici** convenzionali, sistemi di trascrizione di tipo alfabetico composti da una mistura di lettere tratte principalmente dall'alfabeto latino e di ulteriori segni di dettaglio definiti *diacritici* che specificano aspetti particolari della pronuncia. Gli alfabeti fonetici sono fatti in modo tale che a ciascun segno corrisponda un'articolazione fonica ben precisa. Il più adoperato di essi è l'**Alfabeto Fonetico Internazionale** (o **IPA: International Phonetic Alphabet**) e la **trascrizione fonetica** consiste nel rappresentare tra parentesi quadre [ ] la forma fonica utilizzando i simboli dell'IPA.

Anatomia e fisiologia dell'apparato fonatorio

L'apparato fonatorio è costituito da una serie di organi la cui funzione originaria non è quella fonatoria: ad esempio i polmoni servono a rifornire il sangue di ossigeno; le labbra, la lingua e i denti servono alla masticazione del cibo e alla suzione; la laringe funge da valvola per evitare che il cibo entri nella trachea.

La fonazione origina nei **polmoni**, situati nella *gabbia toracica*, una cavità delimitata dalle *costole* che la avvolgono connettendola alla colonna vertebrale e dal *diaframma* che la separa dagli organi inferiori. Il processo espiratorio all'origine della fonazione comincia dunque nei polmoni che, dopo essersi dilatati nella

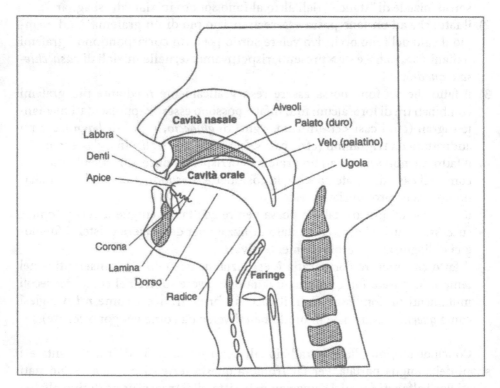

Figura 2.1. Schema sagittale dell'apparato fonatorio (riproduzione autorizzata da Schmid, *Fonetica e fonologia dell'italiano*, Paravia, Torino, 1999)

fase inspiratoria ad opera dei muscoli presenti nella gabbia toracica come i *muscoli intercostali*, si svuotano più o meno rapidamente grazie all'azione dei muscoli intercostali che fanno scendere le costole e sollevare il diaframma costringendo l'aria a defluire verso le vie aeree superiori. L'aria emessa durante la fonazione ha caratteristiche diverse da quella espirata durante la normale respirazione silenziosa: innanzitutto la quantità d'aria prodotta durante la fonazione è in un certo senso pre-programmata in relazione alla lunghezza dell'enunciato che si vuole emettere (viene emessa tanta aria quanta ne serve per produrre l'enunciato a meno che la sua lunghezza non sia eccessiva, nel qual caso si ricorre ad una serie di inspirazioni ed espirazioni anch'esse pre-programmate); nel corso della fonazione, rispetto alla normale respirazione, in media le espirazioni durano molto di più delle inspirazioni raggiungendo circa il 90% del ciclo respiratorio; infine, mentre nella respirazione silenziosa l'aria espirata non incontra alcun ostacolo, nella fonazione essa viene modificata dalla presenza di ostacoli più o meno marcati che possono occorrere in più punti dell'apparato fonatorio.

In uscita dai polmoni l'aria, convogliata nei condotti bronchiali destro e sinistro, confluisce nella **trachea**, una specie di tubo chiuso nella estremità superiore dalla **laringe**, una struttura cartilaginea e muscolare situata nel punto in cui negli adulti di sesso maschile è visibile il "pomo d'Adamo". La laringe è costituita alla base da una *cartilagine cricoide*, di forma circolare, su cui poggia la *cartilagine tiroide* che fascia la laringe in modo da proteggerla anteriormente e lateralmente. Dietro la cartilagine tiroide si trovano le due *cartilagini aritenoidee*. Infine, alla sommità della laringe è situata l'*epiglottide* (che in fase di deglutizione impedisce al cibo e ai liquidi l'accesso alla trachea) e l'*osso ioide*, che funge da base per la radice della lingua. All'interno della laringe troviamo le **pliche vocali** (o, impropriamente, *corde vocali*), due estroflessioni di tessuto muscolare fissate anteriormente e lateralmente alla cartilagine cricoide e posteriormente alle cartilagini aritenoidi. In seguito alla messa in vibrazione delle pliche si origina una onda sonora indifferenziata che verrà poi modificata nella cavità sopraglottidea dando luogo ai foni. La parte della laringe in cui si trovano le pliche vocali è detta **glottide** e lo spazio tra le due pliche (negli uomini tra i 17 e i 24 mm, nelle donne tra i 13 e i 17 mm) viene definito **rima glottidale**. In base alla configurazione che le pliche vocali assumono nel corso della fonazione possono essere prodotti suoni qualitativamente diversi in relazione alla loro sonorità:

1) se le pliche vocali sono abdotte, cioè parzialmente distanziate, allora l'aria passerà attraverso la rima glottidale senza incontrare alcun ostacolo e il suono risultante sarà un *fono sordo* (per esempio, *t, p, s, f*, ecc.);
2) se le pliche vocali sono addotte, cioè accostate, l'aria viene momentaneamente bloccata dall'ostacolo con il conseguente aumento della pressione subglottidale. Quando la pressione subglottidale diventa tale da vincere l'ostacolo, le pliche vocali si aprono per una frazione di secondo per poi richiudersi e quindi riaprirsi nuovamente determinando così una serie di cicli di apertura

e di chiusura della durata media di circa 5 ms per le voci femminili e di circa 10 ms per le voci maschili. Questa sequenza produce una vibrazione definita sonorità e i foni prodotti mediante l'attivazione di questo *meccanismo* definito *laringeo* vengono definiti *foni sonori* (cfr. *d, b, z, v*, ecc.);

3) se le pliche vocali sono completamente chiuse l'aria non può uscire: in questo caso la pressione subglottidale aumenta finché, all'improvviso, le pliche si aprono facendo uscire un suono che non è né sordo né sonoro ma una specie di sbuffo d'aria definito *colpo di glottide* o *occlusivo laringale*. Dopo aver compiuto uno sforzo fisico notevole nel momento del massimo sforzo le pliche vocali vengono serrate e lo sbuffo conseguente al brusco rilascio delle pliche è il colpo di glottide;

4) se le pliche vocali sono addotte (come per la sonorità) ma le aritenoidi sono distanziate, il fono prodotto non sarà sonoro (perché l'aria defluisce dall'apertura lasciata dalle aritenoidi) né sordo, ma sarà un *mormorio*;

5) se, infine, le pliche vocali sono serrate (come nel colpo di glottide) e le aritenoidi sono distanziate (come nel mormorio) la produzione sarà un *bisbiglio*.

Oltrepassato l'ostacolo della laringe, l'aria entra nella **faringe**, un condotto di tessuto muscolare che può essere dilatato o ristretto a piacimento per articolare foni diversi detti *faringalizzati*. La faringe è suddivisibile in tre parti:

a) **laringofaringe**: parte della faringe che comunica direttamente con l'esofago e con la laringe;

b) **orofaringe**: parte della faringe che comunica direttamente con la cavità buccale;

c) **rinofaringe**: parte della faringe che comunica direttamente con le cavità nasali.

Oltrepassata la faringe, l'aria prima di raggiungere le cavità nasale e orale incontra un ulteriore ostacolo costituito dal **palato molle** (o **velo palatino**). Si tratta di una fascia di tessuto muscolare mobile che durante la respirazione normale pende inerte permettendo così all'aria di passare sia attraverso le cavità nasali che attraverso la bocca, mentre durante l'ingestione di cibo si posiziona indietro fino a toccare la rinofaringe occludendo in tal modo il passaggio dell'aria verso le cavità nasali. Durante la fonazione il palato molle può rimanere pendente, consentendo il passaggio verso le cavità nasali e generando in tal modo *foni nasali*, oppure può sollevarsi all'indietro ostacolando il passaggio dell'aria verso le cavità nasali e dando luogo a *foni orali* (*meccanismo oro-nasale*).

Raggiunta la cavità orale, l'aria emessa viene ulteriormente modificata dalla presenza di vari tipi di ostacoli:

1) l'**ugola**, il piccolo organo che pende dal margine inferiore del palato molle;

2) il **palato duro**, il palato vero e proprio costituito dalla parte rigida della volta palatina dietro la zona alveolare;

3) proseguendo lungo il palato duro, nella parte superiore della cavità buccale si incontrano le **creste alveolari**, delle escrescenze di tessuto situate subito dietro agli incisivi superiori causate dal sollevamento della mucosa dietro i denti ad opera delle loro radici;
4) i **denti**;
5) le **labbra**, controllate dal muscolo orbicolare della bocca, sono in grado di modulare finemente i foni potendo assumere varie posizioni: arrotondate o distese; accostate o distanziate;
6) la **lingua**, divisibile schematicamente in cinque parti ognuna delle quali concorre a determinare foni diversi:
   a) apice (o punta della lingua);
   b) lamina (la zona subito dietro alla punta);
   c) corona (l'insieme di apice e lamina);
   d) dorso, ulteriormente suddiviso in predorso, (medio)dorso e postdorso;
   e) radice (o corpo).

Dei dodici **nervi cranici** che connettono la testa ed il collo, sette entrano attivamente nel processo di fonazione:

1) il **nervo trigemino** controlla i muscoli mascellari e uno dei muscoli che determinano il movimento del palato molle;
2) il **nervo facciale** controlla i muscoli periorali (della bocca e delle guance);
3) il **nervo acustico** è un nervo sensoriale afferente all'orecchio;
4) il **nervo glossofaringeo** coordina i movimenti della faringe;
5) il **nervo vago** controlla i muscoli della faringe e della laringe;
6) il **nervo accessorio** controlla il muscolo responsabile del sollevamento del palato molle;
7) il **nervo ipoglosso** coordina i muscoli della lingua.

Gli organi articolatori si dividono in mobili (o attivi) e fissi (o passivi), a seconda che si muovano attivamente o restino passivi nel corso dell'articolazione fonica: gli organi articolatori fissi sono il palato duro, gli alveoli e i denti; gli organi articolatori mobili sono la faringe, le pliche vocali, la lingua, le labbra ed il velo del palato.

Ricapitolando, i meccanismi che contribuiscono maggiormente a modulare il flusso espiratorio sono:

1) il *meccanismo laringeo* che in base alla posizione assunta dalle pliche vocali determina la sonorità o la sordità di un suono;
2) il *meccanismo oro-nasale* che in base alla posizione assunta dal velo del palato determina l'oralità o la nasalità di un fono;
3) la *presenza di ostacoli nella cavità buccale* che in base al comportamento degli articolatori mobili rispetto a quelli fissi determina una vasta gamma di possibilità articolatorie.

Modalità di fonazione

La modalità fonatoria descritta nel paragrafo precedente è definita **polmonare egressiva** per il fatto di originare dall'emissione di aria dai polmoni verso l'esterno. Anche se la modalità polmonare egressiva è la più diffusa tra le lingue umane, esistono anche altri tipi di fonazione:

1) nella **modalità polmonare a flusso ingressivo** l'aria non viene espirata dai polmoni ma inspirata verso di essi. In italiano possono essere prodotti foni ingressivi quando ad esempio si continua a parlare mentre si sta riprendendo fiato;
2) mentre le modalità polmonare egressiva e ingressiva funzionano modulando il flusso d'aria, nella **modalità avulsiva** i foni, detti avulsivi o *clicks*, vengono prodotti mediante un meccanismo di variazione di pressione. L'articolazione dei foni avulsivi si deve alla contemporanea presenza di due occlusioni prodotte dalla lingua nella cavità buccale che generano un dislivello di pressione tra l'aria presente all'interno della cavità formata dalle due occlusioni e quella all'esterno di essa. Quando la pressione all'interno della cavità viene vinta da quella esterna e l'aria irrompe bruscamente viene prodotto un suono simile ad uno schiocco. Foni avulsivi sono, ad esempio, lo schiocco di un bacio, l'imitazione del trotto di un cavallo o la produzione regionale del click dentale presente nella locuzione "*no*".

Fonetica articolatoria segmentale

La fonetica articolatoria segmentale studia il modo in cui vengono articolati i singoli foni in una situazione iperarticolatoria ideale. Nel prendere in considerazione i foni da un punto di vista puramente articolatorio ed acustico parleremo rispettivamente di *vocoidi* e di *contoidi*, mentre nel prendere in considerazione la loro valenza funzionale all'interno di una lingua, quindi da un punto di vista più prettamente fonologico, distingueremo tra vocali e consonanti.

In generale, i foni possono essere suddivisi in tre gruppi:

a) **vocoidi:** nell'articolazione dei vocoidi il flusso d'aria proveniente dai polmoni passa attraverso la laringe sonorizzandosi per poi defluire quasi liberamente verso l'esterno. Le modificazioni che l'aria subisce sono in questo caso minime e dipendono unicamente dai movimenti della lingua e delle labbra che modificano la cavità orale così da rinforzare determinate frequenze a scapito di altre e dalla posizione del palato molle che ne modifica la nasalità;
b) **contoidi:** nell'articolazione dei contoidi il flusso espiratorio passa attraverso la laringe sonorizzandosi o meno in relazione alla posizione assunta dalle pliche vocali. Oltrepassata la laringe, i contoidi possono nasalizzarsi o meno

a seconda della posizione assunta dal velo del palato. Infine, l'aria incontra una serie di ostacoli che determinano il tipo di contoide;

c) **approssimanti** (semivocali/semiconsonanti): si definiscono approssimanti i foni la cui articolazione non è completamente vocoidali né completamente contoidale, ma intermedia tra le due.

Contoidi

I contoidi possono essere suddivisi in base ai due criteri del modo e del luogo di articolazione. Verranno di seguito analizzati unicamente i contoidi principalmente utilizzati dai parlanti italiani.

Modo di articolazione dei contoidi

Per modo di articolazione di un contoide si intende il modo in cui il flusso espiratorio d'aria viene modificato. Oltre alle già viste modalità **sordo/sonoro** e **nasale/orale**, i contoidi possono essere modificati in vario modo in base al tipo di ostacolo che l'aria incontra nella cavità orale:

1) **modo occlusivo (o plosivo)**: se, nel corso della fonazione, un articolatore mobile si muove verso gli organi fissi fino a toccarli, viene a formarsi un ostacolo sotto forma di occlusione al passaggio dell'aria. Quando l'ostacolo viene bruscamente rimosso, vengono prodotti dei foni definiti alternativamente *occlusivi*, se si prende in considerazione la presenza di una occlusione nella loro articolazione, o *plosivi*, se si prende in considerazione l'esplosione d'aria che segue immediatamente al rilascio dell'occlusione stessa. Per esempio, sono occlusive le "m" di *mamma*, in cui le labbra vengono in un primo momento serrate per originare l'occlusione e poi vengono rilasciate per far esplodere l'aria all'esterno, e la "c" di *casa*, articolata producendo una occlusione tra la radice della lingua e il velo del palato. Mentre le occlusive nasali sono sempre sonore, le occlusive orali possono essere o sorde o sonore;

2) **modo fricativo (o costrittivo)**: se gli organi articolatori si avvicinano senza toccarsi in modo da formare una strettoia, al passaggio dell'aria viene prodotto un fono simile ad un sibilo o ad una frizione. Da un punto di vista prettamente acustico questi contoidi sono definibili foni *fricativi* (o *spiranti*), poiché il passaggio dell'aria, ristretto a causa degli ostacoli, produce un suono simile ad uno sfregamento. Da un punto di vista articolatorio sarebbe preferibile definirli *costrittivi* a causa della costrizione articolatoria cui l'aria va incontro. Un esempio di fricativa è la "f" della parola *fieno*, prodotta accostando il labbro inferiore agli incisivi superiori;

3) **modo affricato**: nel caso in cui gli organi articolatori formino una occlusione cui però non segua un rilascio repentino con conseguente esplosione ma

un graduale rilascio dell'ostacolo, i foni articolati non sono né occlusivi né fricativi, ma una speciale mistura di questi due modi articolatori: foni *affricati*. È questo per esempio il caso della consonante "g" in *già* in cui ad una occlusione iniziale non segue un rilascio repentino dell'ostacolo (come nelle occlusive) ma graduale (come nelle fricative);

4) **modo laterale**: se l'apice della lingua tocca il palato o la cresta alveolare formando una occlusione che blocca il passaggio centrale dell'aria attraverso la bocca, l'aria è costretta a passare lateralmente e si parla di foni laterali come la "l" di *lingua* o la "gl" di *giglio*;

5) **modo (poli)vibrante**: se viene prodotta una debole occlusione intermittente si ha un fono vibrante. In particolare, se la debole occlusione avviene solo una volta si parla di fono monovibrante; se, viceversa, viene ripetuta costantemente si parla di fono polivibrante (come la "r" di *rana*).

Luogo di articolazione dei contoidi

Per luogo (o punto) di articolazione dei contoidi si intende il punto in cui l'articolatore mobile incontra gli articolatori fissi.

I principali luoghi di articolazione sono i seguenti:

1) **bilabiale**: quando il labbro inferiore e quello superiore si incontrano o quanto meno si sfiorano vengono emessi contoidi *bilabiali*;
2) **labiodentale**: quando il labbro inferiore tocca o sfiora gli incisivi superiori vengono prodotti contoidi *labiodentali*;
3) **dentale/interdentale**: nel primo caso l'apice della lingua entra in contatto con gli incisivi superiori producendo dei contoidi definiti *apicodentali*, mentre nel secondo caso si appoggia al taglio degli incisivi o addirittura sporge tra

Tabella 2.1. Tabella riassuntiva dei contoidi e delle approssimanti presenti in italiano standard

Punto Modo	Bilabiali	Labio-dentali	Dentali	Alveolari	Palato-alveolari	Palatali	Velari
Occlusive orali	p b		t d				k g
Fricative		f v		s z	ʃ ʒ		
Affricate				ts dz	tʃ dʒ		
Laterali				l	ʎ		
Occlusive nasali	m	ɱ	n		ɲ		ŋ
Polivibranti				r			
Approssimanti						j	w

gli incisivi superiori e quelli inferiori, producendo dei contoidi rispettivamente *dentali* o *interdentali*;

4) **alveolare/postalveolare**: quando la lamina della lingua incontra la parte anteriore degli alveoli si parla di contoidi *lamino-alveolari*, mentre se la lamina della lingua tocca la parte posteriore della cresta alveolare si articolano dei contoidi *lamino-postalveolari*;

5) **palatoalveolare**: quando la lamina della lingua è posizionata contro gli alveoli e una parte del palato si producono contoidi *palatoalveolari*;

6) **palatale**: quando il predorso della lingua tocca o sfiora il palato vengono modulati contoidi *palatali*;

7) **velare**[1]: quando il postdorso della lingua si avvicina, toccandolo o solo sfiorandolo, al velo del palato vengono emessi contoidi *velari*.

Descrizione dei contoidi presenti nella lingua italiana standard

Verranno ora descritti in base ai loro punti e modi di articolazione alcuni dei principali foni contoidali presenti in italiano:

[p] / [b]: la [p] presente nella parola *papà* [pa'pa] è un **contoide occlusivo orale sordo bilabiale** mentre la [b] in *bacio* ['batʃo] è un **contoide occlusivo orale sonoro bilabiale**.

[t] / [d]: la [t] presente nella parola *tipologia* [tipolodʒ'iːa] e la [d] di *dopo* ['dɔːpo] oltre che dalla assenza di nasalità e dalla presenza rispettivamente della sordità e della sonorità, sono caratterizzate da una occlusione determinata dall'accostamento dell'apice della lingua agli alveoli o ai denti. L'alfabeto IPA, in quanto sistema di trascrizione elaborato prevalentemente da studiosi di madrelingua inglese, assegna a [t] e a [d] come cardinale l'articolazione occlusiva alveolare, mentre considera quella dentale semplicemente come una sua variante articolatoria. In italiano, al contrario, il valore cardinale di queste occlusive è quello dentale. [t] è un **contoide occlusivo orale sordo dentale** mentre [d] è un **contoide occlusivo orale sonoro dentale**.

[k] / [g]: anche nel caso delle velari si distingue tra articolazione velare sorda e sonora: [k] di *chiesa* ['kjɛːza] è un **contoide occlusivo orale sordo velare**, mentre la [g] di *gatto* ['gatto] è un **contoide occlusivo orale sonoro velare**.

[m]: nell'articolare la [m] di *mamma* ['mamma] il velo del palato pende

---

[1] La definizione *gutturale* per questo luogo di articolazione è inesatta, poiché *gutturale* (dal lat. *guttur*, "gola") si riferisce ad una presunta occlusione al livello della "gola", mentre in realtà l'occlusione avviene tra il postdorso della lingua ed il velo del palato (da cui il termine "velare").

	inerte consentendo all'aria di passare sia per la bocca che per le cavità nasali. Di conseguenza, la [m] è un fono nasale. Poiché inoltre questo fono viene prodotto mediante una occlusione bilabiale, [m] un **contoide nasale sonoro occlusivo bilabiale.**
[ɱ]:	la [ɱ] presente in parole come *invidia* [iɱ'vi:dja] e *anfora* ['aɱfora] viene prodotta attivando il meccanismo oro-nasale e producendo una occlusione labiodentale. Pertanto [ɱ] è un **contoide nasale sonoro occlusivo labiodentale.** In generale, questo contoide è considerato come una variante contestuale (vedi capitolo 3) della occlusiva nasale bilabiale, essendo richiesta in contesti in cui alla nasale segue un contoide labiodentale.
[n]:	Anche [n] è prodotta facendo filtrare l'aria espiratoria attraverso le cavità nasali oltre che orali. In particolare, se [n] è in posizione iniziale o intervocalica, come in *nonno* ['nɔnno] e *nano* ['na:no], viene articolato con una occlusione alveolare e quindi è un **contoide nasale sonoro occlusivo aveolare**; se, invece, all'interno della sequenza fonica la nasale è seguita da una occlusiva dentale ([t] o [d]) viene influenzata dal contoide seguente ed articolata con una occlusione non più alveolare, ma dentale e quindi è un **contoide nasale sonoro occlusivo dentale.**
[ɲ]:	la [ɲ] è un contoide nasale articolato portando il dorso della lingua a contatto con il palato duro. Di conseguenza, [ɲ] è un **contoide nasale sonoro occlusivo palatale.** Si noti che questo contoide è sempre lungo[2] in posizione intervocalica (come in *lagna* ['la:ɲ:a]).
[ŋ]:	davanti ad occlusive velari come in *anche* ['aŋke] e *anguilla* [aŋgw'illa] la nasale tende ad essere articolata con una occlusione anch'essa velare: [ŋ] è dunque un **contoide nasale sonoro occlusivo velare.**
[f] / [v]:	la [f] di *Francesco* [fran'tʃesko] o di *fila* ['fi:la] viene prodotta accostando il labbro inferiore agli incisivi superiori. Pertanto è un **contoide fricativo labiodentale sordo**, mentre la [v] di *vinco* ['viŋko] è un **contoide fricativo labiodentale sonoro.**
[s] / [z]:	la [s] di *simpatico* [sim'pa:tiko] e la [z] di *casa* ['ka:za] sono rispettivamente un **contoide fricativo alveolare sordo** e un **contoide fricativo alveolare sonoro.** È molto importante saper riconoscere queste fricative (specialmente la sonora che non deve essere confusa con l'affricata dentale sonora [dz] presente in parole come *zio* o *zanzara*). Nella determinazione della sordità o della sonorità delle fricative alveolari

---

[2] La lunghezza di un vocoide o di un contoide è resa mettendo due puntini dopo il contoide o il vocoide in questione oppure, solo nel caso dei contoidi, geminando il contoide stesso (cfr. il paragrafo "La durata dei foni" in questo capitolo)

gioca un ruolo importantissimo il contesto fonico in cui occorrono. Anche se non è possibile stabilire una regola generale, in italiano standard la tendenza è di sonorizzare la fricativa alveolare ([s] → [z]) quando:

    a) si trova in posizione intervocalica all'interno di una parola (cfr. l'esempio dato di *casa*, ['ka:za]);

    b) è in posizione iniziale di parola seguita da uno o più contoidi sonori come in s̲badato [zba'da:to].

Al contrario, in genere la fricativa viene pronunciata sorda [s] nel caso in cui:

    a) è seguita da un vocoide (come in *sano* ['sa:no]);

    b) è seguita da un contoide sordo (come in *stupido* ['stu:pido]);

    c) è preceduta da un contoide sordo (come in *ics* ['iks]).

[ʃ] / [ʒ]: il contoide [ʃ] presente in *scienza* ['ʃɛntsa] viene prodotto accostando la lingua al palato ed agli alveoli. Di conseguenza è un **contoide fricativo palatoalveolare (o alveopalatale) sordo**; la [ʒ] di *garage* [ga'raʒ] è un **contoide fricativo palatoalveolare (o alveopalatale) sonoro**. Si noti che [ʃ] è sempre lunga in posizione intervocalica come in *ascia* ['aʃ:a].

[ts]/[dz]: la [ts] presente nella parola *pazzo* ['pattso] è un **contoide affricato alveolare sordo** mentre la [dz] di *zanzara* [dzan'dza:ra] è un **contoide affricato alveolare sonoro**. Entrambi questi foni condividono la caratteristica di essere sempre lunghi in posizione intervocalica, per cui la trascrizione di una parola come *tazza* è ['tat:sa] mentre la trascrizione di una parola come *mezzo* è ['mɛd:zo].

[tʃ] /[dʒ]: [tʃ] presente in *ciao* ['tʃa:o] o *cielo* ['tʃɛ:lo] è un **contoide affricato palatoalveolare sordo**; [dʒ] di *giorno* ['dʒorno] o *giacca* ['dʒak:a] è un **contoide affricato palatoalveolare sonoro**. Si noti che in italiano i contoidi affricati palatoalveolari vengono resi graficamente come <-ci-> o <-gi->, mentre nella trascrizione fonetica la <i> grafica non deve mai essere trascritta.

[l]: in italiano la [l] in genere è un **contoide laterale alveolare sonoro** articolato accostando l'apice della lingua contro gli alveoli: è questa ad esempio la situazione articolatoria del contoide laterale presente all'inizio della parola *lega* ['le:ga]. Nel caso in cui la [l] sia seguita da un contoide dentale, la laterale viene prodotta avanzando il luogo di articolazione fino ai denti diventando così un **contoide laterale dentale sonoro** come in *altro* ['altro].

[ʎ]: La [ʎ] è un **contoide laterale palatale sonoro** in genere reso con il trigrafo <gli>. È sempre lungo in posizione intervocalica (come in *maglia* ['maʎ:a]).

[r]: L'unica vibrante presente in italiano standard è il **contoide polivibrante alveolare** [r] presente ad esempio nella parola *rete* ['re:te].

Le approssimanti presenti in italiano

In italiano sono utilizzate due approssimanti, sempre sonore: la **approssimante velare labializzata sonora (o labiovelare)** [w] presente nelle parole *uomo* ['wɔ:mo] e *quando* ['kwando] e la **approssimante palatale sonora** [j] di ['jɛ:ri] e *arpione* [ar'pjo:ne].

I vocoidi presenti in italiano

Nei vocoidi, tutti sonori, il flusso espiratorio viene modificato non dalla presenza di occlusioni o frizioni ma semplicemente dalle configurazioni che il tratto vocale può assumere in relazione alla posizione assunta dal velo del palato, dalla lingua e dalle labbra rispetto agli organi fissi. Ne segue che i vocoidi sono classificabili in base ai seguenti parametri:

1) in base al movimento della lingua in senso orizzontale (anteriore-posteriore) si distinguono vocoidi *anteriori* (o *palatali*), vocoidi *centrali* e vocoidi *posteriori* (o *velari*);
2) in base al movimento della lingua in senso verticale (dal basso verso l'alto) si distinguono vocoidi *alti* (o *chiusi*), vocoidi *medi* (o *semichiusi*), vocoidi *mediobassi* (o *semiaperti*) e vocoidi *bassi* (o *aperti*);
3) in base alla posizione arrotondata o meno assunta dalle labbra si distinguono vocoidi *arrotondati* (o *labializzati*) e vocoidi *non arrotondati* (o *non labializzati*);
4) in base alla posizione assunta dal velo del palato si possono avere vocoidi *nasali* e vocoidi *orali*. Nella lingua italiana non sono presenti foni nasali.

Nell'articolazione dei vocoidi, l'insieme dei punti idealmente toccati dalla lingua viene definito spazio vocalico:

[i]:   la [i] di *ciglio* ['tʃiʎ:o] è un **vocoide orale anteriore alto non labializzato.**
[e]:   la [e] di *cane* ['ka:ne] è un **vocoide orale anteriore medioalto non labializzato.**

Tabella 2.2. Schema dei vocoidi

	POSTERIORE	CENTRALE	ANTERIORE
ALTA	[u]		[i]
MEDIOALTA	[o]		[e]
MEDIOBASSA	[ɔ]		[ɛ]
BASSA		[a]	

[ɛ]:   la [ɛ] di *merito* ['mɛːrito] è un **vocoide orale anteriore mediobasso non labializzato.**

[a]:   la [a] di *mare* ['maːre] è un **vocoide orale centrale basso non labializzato.**

[ɔ]:   la [ɔ] di *botto* ['bɔtto] è un **vocoide orale posteriore mediobasso labializzato.**

[o]:   la [o] di *rosso* ['rosso] è un **vocoide orale posteriore medioalto labializzato.**

[u]:   la [u] di *unico* ['uːniko] è un **vocoide orale posteriore alto labializzato.**

È estremamente importante non confondere la [e] con la [ɛ] e la [o] con la [ɔ], opposizioni non contrassegnate dal punto di vista grafico ma necessarie per distinguere coppie di parole esprimenti significati diversi ed altrimenti non distinguibili formalmente: cfr. *botte* ['botte] / *botte* ['bɔtte] e *pesca* ['peska] / *pesca* ['pɛska].

In alcuni casi possono essere articolati blocchi di due o più vocoidi in diretta successione: in questi casi i vocoidi mantengono la loro natura sillabica. Si dice che sono in posizione di **iato** (ad esempio nella parola *poeta* [po'ɛːta]), se si assemblano in catene composte da due vocoidi si parla di **dittongo**; se si assemblano in catene di tre vocoidi si parla di **trittongo** (come in *tuoi* ['twɔj]). In particolare, per dittongo si intende un vocoide complesso nella cui articolazione si possono distinguere due momenti nel corso dei quali il movimento degli articolatori muta il timbro del vocoide iniziale. Anche se tradizionalmente si distingue tra dittonghi *ascendenti* e *discendenti* a seconda che l'accento sillabico cada rispettivamente sul secondo (come in *chiasso* ['kjasːo]) oppure sul primo elemento (come in *mai* ['maj]), da un punto di vista fonetico articolatorio i dittonghi ascendenti non possono essere considerati tali a causa della natura chiaramente approssimante del primo elemento. Viceversa, quelli discendenti devono essere considerati dittonghi a tutti gli effetti. I dittonghi possono essere trascritti in almeno tre modi diversi: mettendo le due articolazioni vocoidali l'una dopo l'altra e legandole mediante l'uso di un piccolo arco che le sovrasta; trascrivendo l'elemento principale del dittongo come un vocoide normale e inserendo al di sotto del vocoide secondario un diacritico che ne sta ad indicare la natura approssimante; trascrivendo normalmente il vocoide principale ed inserendo la approssimante velare [w] o palatale [j] dopo di esso. Ad esempio, il dittongo presente nella parola *mai* può essere trascritto in uno dei modi seguenti: [âi]; [ai̯]; [aj].

Fonetica articolatoria intersegmentale

Mentre la fonetica articolatoria segmentale descrive i foni considerandoli in una situazione ideale di iperarticolazione, la fonetica articolatoria intersegmentale analizza il modo in cui i foni si concatenano tra di loro nel corso di una normale conversazione. Nel parlato reale, infatti, i parlanti ipoarticolano i foni (cioè li articolano in un modo non completo o imperfetto) dal momento che nel continuum fonico ogni fono influenza quelli circostanti e ne è a sua volta influenzato. Questo fenomeno di contaminazione articolatoria viene definito **coarticolazione**. Alcuni tipi di fenomeni coarticolatori sono stati già osservati. È questo ad esempio il caso delle nasali che possono assumere il tratto labiodentale ([ɱ]) se seguite da contoidi labiodentali (come in *invocare* [iɱvo'ka:re]) oppure velare [ŋ] in concomitanza di foni velari (come in *ancorare* [aŋko'ra:re]). Esempi sistematici di coarticolazione sono i processi assimilatori e quelli dissimilatori di cui si parlerà nel capitolo 3.

Fonetica articolatoria soprasegmentale: la prosodia

La fonetica articolatoria soprasegmentale analizza le caratteristiche prosodiche associate ai foni. Queste caratteristiche prosodiche non possono essere considerate né segmentali né intersegmentali ma soprasegmentali, nel senso che "stanno sopra" i segmenti aggiungendovi qualcosa "dall'alto". I tratti acustici che caratterizzano gli aspetti prosodici del linguaggio sono l'acutezza, l'intensità e la durata. L'**acutezza** di un fono è determinata dalla sua frequenza (cfr. il paragrafo "Elementi di fonetica acustica"): maggiore è la frequenza maggiore è l'acutezza del fono prodotto. L'**intensità** di un fono corrisponde all'ampiezza dell'onda sonora che lo costituisce. Infine, la **durata** corrisponde alla quantità di tempo impiegato per produrre il fono. Per una trattazione più dettagliata dei parametri acustici dell'acutezza e dell'intensità del fono emesso si rimanda al paragrafo "Elementi di fonetica acustica", mentre per ora ci limiteremo alla descrizione di due tipi particolari di tratti prosodici: l'accento e la durata dei foni.

L'accento

La struttura prosodica di una parola, una frase o un intero testo è determinata essenzialmente dal pattern accentativo di cui la parola, la frase o il testo sono dotati. In particolare, è possibile distinguere tra una prosodia di natura puramente linguistica ed una prosodia di natura emotiva. Mentre la prima consiste nella semplice e neutra messa in sequenza degli schemi accentativi, la prosodia emozionale consente di marcare determinate parole o frasi per esprimere contenuti emotivi come la tristezza, l'arrabbiatura o l'esclamazione.

Ogni enunciato è costituito da sequenze di segmenti fonici diversi non solo per i loro tratti articolatori segmentali e intersegmentali, ma anche per la presenza di un qualcosa che li mette in risalto rispetto al contesto fonico generale: questo qualcosa viene definito **accento** ed è costituito dall'insieme dei parametri acustici di durata, intensità ed altezza. È possibile distinguere quattro tipi di accento:

1) l'**accento lessicale** caratterizza lo schema ritmico delle parole mettendo in maggiore o minore risalto una sillaba rispetto alle altre. Si noti che è l'accento lessicale a consentire di distinguere tra parole altrimenti omofone come la coppia *ancora* ['aŋkora] e *ancora* [aŋ'ko:ra]). Le sillabe accentate sono definite *sillabe toniche*, mentre le sillabe non accentate sono dette *sillabe atone*. Le lingue umane utilizzano prevalentemente due tipi di accento lessicale:

   a) un modo consiste nell'aumentare l'intensità e, parzialmente, anche la durata e l'altezza (**accento prevalentemente intensivo** o *dinamico*) del fono accentato così da creare un picco di intensità rispetto al resto della parola. L'accento presente in italiano è di questo tipo. Nella trascrizione l'accento intensivo viene notato ponendolo in alto alla sinistra della sillaba accentata ['], come in *stanco* ['staŋko] e in *incredibile* [iŋkre'di:bile]. Oltre a questo accento che definiamo primario o principale, esistono, specie nelle parole composte da molte sillabe, anche *accenti secondari*, notati in trascrizione mediante un accento collocato in basso alla sinistra della sillaba tonica [,] come in *capostazione* [,kaposta't:sjo:ne], in cui l'accento primario cade sulla penultima sillaba mentre quello secondario, meno intenso, cade sulla prima e funge per così dire da appoggio per il resto della parola.

   b) Un secondo tipo di meccanismo che permette di far risaltare una sillaba rispetto alle altre è l'**accento musicale** (o *tonale*), legato in massima parte all'altezza del fono emesso e solo parzialmente dovuto ad un aumento di intensità e di durata. Una lingua che utilizza questo tipo di accento è il cinese in cui ad esempio la parola *li* pronunciata con tono discendente significa *pera*, mentre quando viene pronunciata con tono ascendente vuol dire *castagna*.

2) L'**accento sintattico** segnala la lunghezza della frase prodotta. Ad esempio, lo schema ritmico di una frase come *Marco è andato via* è diverso da quello presentato da una frase sintatticamente complessa come *Marco, che è il mio migliore amico, è andato via*.

3) L'**accento di frase** consiste nella messa in relazione dei singoli accenti lessicali così da determinare una struttura prosodica, un vero e proprio schema intonativo caratteristico per ogni atto comunicativo. In particolare è possibile distinguere tre distinti schemi intonativi: *schema ad intonazione discendente*, caratteristico delle frasi affermative o imperative finali di enunciato; *schema ad intonazione ascendente*, come quando in italiano si formula una frase interrogativa; *schema ad intonazione sospensiva*, come nel caso delle frasi incomplete.

4) L'**accento pragmatico** rivela una certa intenzione comunicativa e segnala il punto in cui si deve concentrare il focus attenzionale. Ad esempio, in uno scambio del tipo *Hai mangiato qualcosa? Sì, ho mangiato una mela*, la parola *mela* viene messa in maggiore risalto rispetto al contesto perché coincide con l'introduzione di una informazione nuova rispetto al contesto preceden-

te, mentre lo stesso enunciato in risposta ad una frase come "*Che hai fatto?*" è caratterizzato da uno schema intonativo diverso "Ho mangiato una mela" perché in questo caso ad essere messa in risalto è l'informazione associata al verbo *mangiare*.

La durata dei foni

Per durata di un fono si intende la maggiore o minore quantità di tempo adoperata per articolare e mantenere un fono sia contoide che vocoide. Per convenzione un fono lungo viene trascritto seguito da due puntini [:], oppure, unicamente nel caso dei contoidi, geminando il fono lungo. Mentre per stabilire la durata dei vocoidi ci sono in italiano delle regole ben precise, lo stesso non si può dire per i contoidi, che sono più o meno lunghi caso per caso.

Un **vocoide** è lungo se:

1) è accentato;
2) è in sillaba aperta[3];
3) non è finale di parola.

Ad esempio, in *casa* ['ka:za] la prima [a] è lunga perché è accentata, perché si trova in sillaba aperta e perché non è finale di parola. In *città* [tʃi't:a] la [a] finale è breve perché pur essendo accentata e pur trovandosi in sillaba aperta è in posizione finale di parola. In *scacco* ['skak:o] la prima [a] è breve perché pur essendo accentata e pur non trovandosi in posizione finale di parola si trova in sillaba chiusa. Se un determinato vocoide viene prolungato per enfatizzare un enunciato, la maggiore o minore lunghezza viene resa replicando il marcatore della lunghezza [:] ad esempio, una espressione come *Ahhhh!* viene resa come [a:::]. Una durata superiore alla norma ma di minore entità viene reso con un solo puntino e definisce i vocoidi semilunghi.

Per quanto riguarda i **contoidi** la situazione si fa leggermente più complessa. L'articolazione dei contoidi è caratterizzata da tre fasi ben distinte, una di *impostazione*, in cui gli organi articolatori mobili si posizionano nei confronti di quelli fissi per configurare il fono che si ha intenzione di produrre, una di *tenuta*, in cui l'articolazione viene mantenuta per una durata maggiore o minore in relazione alle necessità enunciative, ed una di *soluzione*, in cui l'articolazione del fono in questione viene rilasciata e gli articolatori si preparano per la configurazione successiva. La durata di un contoide viene determinata quindi dalla quantità di tempo che occorre per completare tutta la sequenza. Esattamente

---

[3] Per sillaba aperta si intende una sillaba che termini con il vocoide; per sillaba chiusa si intende invece una sillaba che termini con un contoide.

come per le vocali, la lunghezza di un contoide viene trascritta aggiungendo due puntini dopo il fono [:] oppure raddoppiando il contoide: una parola come *cassa*, per esempio, è trascrivibile o come ['kassa] o come ['kas:a]. Nel caso delle affricate la lunghezza viene segnalata ripetendo l'elemento occlusivo oppure inserendo il marcatore di lunghezza [:] dopo di essa. La parola *caccia* può ad esempio essere trascritta ['kat:ʃa] oppure ['kattʃa]. In italiano il contoide nasale labiodentale [ɱ] e il contoide nasale velare [ŋ], le approssimanti anteriore [j] e velare [w] e la fricativa sonora [z] sono sempre brevi. Viceversa, i contoidi affricati alveolari [ts] e [dz] così come la nasale palatale [ɲ], la fricativa palatoalveolare [ʃ], e la laterale palatale [ʎ] sono sempre lunghi in posizione intervocalica e tra vocale ed approssimante.

Elementi di fonetica acustica

I foni possono essere analizzati e classificati non solo dal punto di vista articolatorio, ma anche da un punto di vista più squisitamente acustico. La fonetica acustica si occupa appunto di determinare la natura fisica dei suoni producibili dall'uomo per veicolare informazioni. Prima di poter esaminare le caratteristiche acustiche dei foni è necessario introdurre alcuni concetti basilari desunti dalla fisica acustica.

I suoni vengono emessi da una sorgente e si propagano in un mezzo sotto forma di vibrazioni. Nel caso della fonazione, i suoni vengono emessi da un emittente e si propagano nell'aria sotto forma di vibrazioni acustiche. Il meccanismo alla base della propagazione del suono è molto semplice. La sorgente fa vibrare tutte le particelle che compongono l'aria intorno ad essa, le quali a loro volta trasferiscono con il loro movimento oscillatorio la vibrazione alle particelle circostanti, innescando un processo a catena che si propaga in maniera direttamente proporzionale all'energia dell'impulso iniziale. Si consideri ad esempio la Figura 2.2, in cui è schematizzata la propagazione di un suono da

0) X	→	A			B			C
1) X	→		A	→	B			C
2) X	→	A		→		B	→	C
3) X	→		A	→	B		→	C
4) X	→	A		→		B	→	C
5) X	→		A	→	B		→	C

Figura 2.2. La propagazione di un suono in un mezzo

una sorgente (X) attraverso una serie di tre particelle (A, B, C) in più momenti temporali:

Nel momento 0) le particelle sono nella loro posizione di riposo, in 1) la sorgente provoca una turbolenza che investe A mettendola in movimento; in 2) il movimento di A viene trasferito a B; in 3) il movimento viene trasferito a C; ecc. Il movimento di ogni particella consiste in una **oscillazione** rispetto al proprio punto di quiete: spostandosi in avanti comprime lo spazio che la separa dalla particella successiva trasmettendole il movimento; subito dopo torna al proprio punto di riposo, oltrepassandolo con uno spostamento all'indietro rispetto ad esso; infine torna al proprio punto di riposo per ricominciare di nuovo l'intero **ciclo**. Considerando il movimento oscillatorio completo delle particelle nel tempo, notiamo che esse si muovono formando un'**onda** (cfr. Fig. 2.3) che si pro-

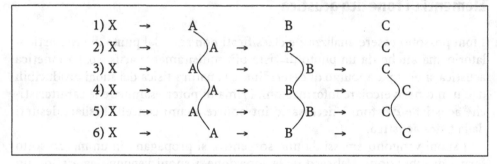

Figura 2.3. La forma ondulatoria dell'oscillazione delle particelle nel tempo

paga nell'aria in tutte le direzioni in cui non sia presente un ostacolo fisico con una velocità costante di circa 343 m/s, equivalenti a 1235 Km/h:

Il movimento ondulatorio può essere graficamente rappresentato come nella Figura 2.4, in cui nell'asse delle X viene misurato il tempo, nell'asse delle Y viene misurata l'ampiezza dell'onda e in 0 è rappresentato il punto di riposo della particella.

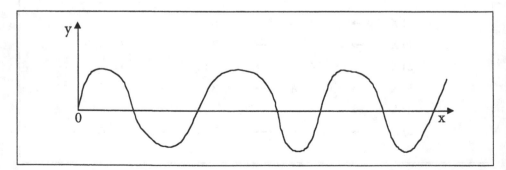

Figura 2.4. La forma ondulatoria della propagazione del suono

In un segnale semplice di questo tipo l'oscillazione delle particelle si propaga nel tempo formando delle curve definite sinusoidali: i punti più alti delle curve sono detti **picchi**, mentre i punti più bassi sono i **ventri**. La distanza tra la posizione di riposo e i picchi o i ventri dell'onda viene definita **ampiezza** del suono. Maggiore è l'ampiezza di un'onda, maggiore è la spinta che gli atomi esercitano sulle particelle adiacenti, definita **intensità** del suono emesso e misurata in decibel (dB). Il tempo che una particella impiega per compiere un intero ciclo oscillatorio rispetto alla posizione di riposo viene detto **periodo** dell'onda e il numero di cicli al secondo è la **frequenza** dell'onda, misurata in Hertz (Hz). Poiché la velocità del suono nell'aria è costante, la distanza coperta da una particella con un ciclo oscillatorio (la **lunghezza d'onda**, λ, di quel suono) è inversamente proporzionale alla frequenza: all'aumentare della frequenza diminuisce la lunghezza d'onda e viceversa. Questo semplice ma importantissimo rapporto è espresso mediante la formula $\lambda = C/F$, dove C è la velocità del suono nell'aria (343m/s) che come abbiamo visto è una costante e F ne è la frequenza. La lunghezza d'onda di un suono con frequenza 1000 Hz è dunque di 0,343 cm ($\lambda = 343m/s / 1000$).

Acustica dei suoni linguistici

Suoni semplici come quello descritto nel paragrafo precedente, definiti **onde periodiche sinusoidali**, sono riproducibili solamente con l'ausilio di strumenti come il diapason o l'audiometro. In natura la maggior parte dei suoni sono infatti caratterizzati dalla presenza di più frequenze che modificano il segnale in modo da generare onde ben più complesse. Nei suoni linguistici, ad esempio, l'attivazione del meccanismo laringeo e l'articolazione dei vocoidi produce segnali acustici caratterizzati da **onde periodiche non sinusoidali** (dette anche "complesse"). Queste ultime possono essere ulteriormente modificate in relazione al comportamento degli articolatori mobili rispetto agli articolatori fissi nella cavità buccale in modo da generare **onde aperiodiche non sinusoidali**, cioè onde che non si ripetono in modo uguale e che variando la loro frequenza e lunghezza d'onda. Si noti che i vocoidi sono caratterizzati da emissioni con onde periodiche non sinusoidali mentre le onde aperiodiche vengono generate dalle costrizioni o dalle occlusioni che caratterizzano l'articolazione contoidale. Analizzare le onde periodiche non sinusoidali è possibile solamente scomponendole nella serie di onde periodiche sinusoidali che le compongono, definite **armoniche** del segnale complesso, che con le loro frequenze ed ampiezze globalmente formano lo **spettro** acustico dei foni. La frequenza della prima armonica del segnale complesso emesso dalla glottide è la **frequenza fondamentale** (Fo) e corrisponde al numero di cicli di apertura e chiusura delle pliche vocali al secondo. Uno strumento per analizzare i suoni è lo **spettrogramma**: nell'asse orizzontale vengono descritte le frequenze, mentre nell'asse verticale viene misurata l'ampiezza del segnale come si vede nella Figura 2.5.

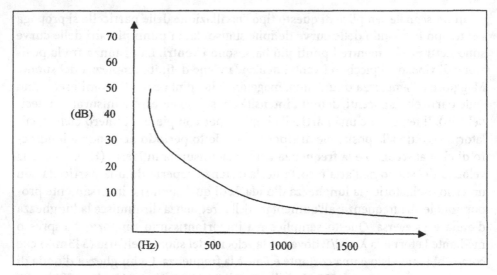

Figura 2.5. Lo spettrogramma del suono della frequenza fondamentale

Nella cavità orale, che funziona da cassa di risonanza, alcune frequenze delle armoniche del suono in produzione vengono ridotte, altre eliminate, altre infine rinforzate (**frequenze di risonanza**) in relazione alla lunghezza ed alla forma assunta dalla bocca.

Il grafico in Figura 2.6 mostra come l'onda periodica complessa sia stata trasformata nella cavità orale. Le armoniche che prima avevano una ampiezza regolarmente decrescente, ora sono apparentemente sparpagliate in modo

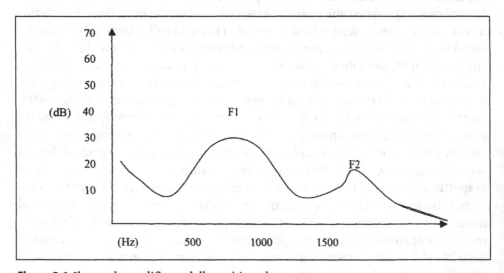

Figura 2.6. Il segnale modificato dalla cavità orale

casuale. Le armoniche amplificate danno luogo ad una serie di picchi di frequenza, le **formanti** (F1 e F2), mentre le armoniche indebolite formano gli avvallamenti dell'onda.

Il sonogramma

Oltre allo spettrogramma, un altro strumento che permette di analizzare le componenti acustiche dei foni è il **sonogramma**, usato per misurare il tempo, la frequenza e l'intensità dei foni emessi: la frequenza viene misurata in Hz sull'asse verticale del diagramma; il tempo impiegato viene misurato in millisecondi (ms) sull'asse orizzontale in modo progressivo da sinistra a destra; l'intensità è data dal grado di annerimento sul foglio di carta ad una data frequenza. I **vocoidi** sono caratterizzati acusticamente da onde periodiche non sinusoidali e da tempi di emissione compresi tra i 150 ed i 200 ms. Per riconoscere un vocoide è necessario individuare almeno le prime due formanti: (F1 e F2).

Nel caso dei vocoidi la frequenza fondamentale generata dalle pliche vocali non viene modificata drasticamente dai risuonatori nella bocca, anche se il movimento della lingua produce modificazioni parziali. Infatti, l'innalzamento della lingua fa abbassare F1 mentre il suo arretramento fa abbassare F2. Al vocoide anteriore alto [i] corrisponde una F1 bassa ed una F2 alta; nel vocoide posteriore alto [u] F1 e F2 sono entrambe basse; nel vocoide centrale basso [a] F1 e F2 sono centrali.

Le configurazoni acustiche dei **contoidi** sono caratterizzate da onde aperiodiche non sinusoidali che variano in relazione al luogo ed al modo di articolazione ed hanno tempi di emissione inferiori ai 40 ms. I contoidi sono collegati ai vocoidi attraverso un legame noto come *transizione formantica*. Si considerino ad esempio le caratteristiche acustiche delle occlusive, delle fricative e delle affricate. Le *occlusive* sono caratterizzate dalla presenza della transizione formantica e da un picco di rumore che corrisponde alla fase del rilascio dell'occlusione. Le *fricative* sono evidenziabili grazie alla presenza di una banda in cui le frequenze non sono ordinate ma casuali differenziandosi per il range di frequenze all'interno del quale si inseriscono (tra i 1500 e i 1700 Hz per [f] e sopra i 3500 Hz per [s]). Le *affricate*, in quanto articolazioni ibride tra l'occlusivo ed il fricativo, mostrano una situazione altrettanto ibrida.

Riepilogo

Concludendo, in questo capitolo è stato esaminato l'aspetto fonetico-acustico del secondo livello di articolazione linguistica; l'altro aspetto, quello fonologico-funzionale, sarà oggetto del capitolo 3. Delle tre aree di indagine della fonetica (articolatoria, acustica e uditiva) sono state qui introdotte la fonetica articolatoria e la fonetica acustica. I foni sono stati esaminati dal punto di vista segmentale, intersegmentale e soprasegmentale. Dal punto di vista <u>articolatorio segmentale</u> sono stati analizzati i meccanismi anatomici alla base della loro produzione come il meccanismo laringeo ed il meccanismo oro-nasale, facendo particolare riferimento alle configurazioni assunte dal tratto vocale. Dal punto di vista <u>articolatorio intersegmentale</u> si è accennato al modo in cui i foni si modificano tra loro nel corso di una normale produzione fonica. Dal punto di vista <u>articolatorio soprasegmentale</u> si è parlato dei segnali prosodici associati ai foni che consentono di arricchire le capacità espressive a nostra disposizione. Infine, l'attenzione è stata rivolta all'aspetto più prettamente acustico del segnale linguistico: sono state introdotte alcune elementari nozioni di fisica acustica e sono state individuate le caratteristiche più importanti del segnale acustico-verbale.

Capitolo 3
Competenza fonologica

Introduzione

Come la fonetica, anche la fonologia studia le unità di seconda articolazione ma, diversamente da essa, il suo interesse principale si focalizza non sulla classificazione acustica ed articolatoria di tutti i foni producibili dall'uomo, ma sulla individuazione di quei foni che sono effettivamente percepiti come linguistici da parte dei parlanti di una data lingua. Questi foni dotati di valore funzionale vengono definiti fonemi e l'insieme dei fonemi utilizzati in una lingua forma l'apparato fonematico di quella lingua. Esattamente come la fonetica, anche la fonologia studia i suoni linguistici, i fonemi, da tre punti di vista: la **fonologia segmentale** si occupa di stabilire l'inventario dei fonemi di una lingua e di determinarne la composizione in termini di tratti distintivi; la **fonotassi** analizza il modo in cui i fonemi si concatenano nel parlato per formare le sillabe, unità intermedie tra il livello fonologico e quello morfologico; la **prosodia**, infine, si occupa degli aspetti soprasegmentali della produzione e comprensione fonologica dei parlanti. In questo capitolo verranno in particolare esaminate la fonologia segmentale e la fonotassi, mentre per quanto riguarda la prosodia si rimanda a quanto esposto nel capitolo 2.

La fonologia segmentale

La fonologia segmentale classifica i foni producibili dall'uomo in classi funzionali dette **fonemi**: l'attenzione si sposta in questo modo dal generale al particolare. Nella trascrizione fonematica i fonemi vengono trascritti con i simboli dell'IPA inseriti tra barre oblique (ad esempio, il fono [p] corrisponde in italiano al fonema /p/). Gli inventari fonematici delle lingue umane sono costituiti in media da poche decine di fonemi (ad esempio l'inglese ne ha 44, l'italiano ne ha 30), anche se esistono idiomi che possono presentare casi estremi come alcune lingue africane dotate di addirittura 140 fonemi diversi e l'hawaiano che ne possiede appena 13. La procedura per determinare quali foni effettivamente costituiscano in una data lingua dei fonemi è chiamata **prova della commutazione** ed è basata sulla individuazione di coppie di parole il cui significato cambi in seguito alla sostituzione di un unico fonema (**coppie minime**). Ad esempio, le parole *rane* ['ra:ne] e *cane* ['ka:ne] costituiscono una coppia minima perché commutando un solo fono (in questo caso [r] o [k]) il significato delle due parole cambia totalmente. Di conseguenza, i foni [r] e [k] sono due fonemi (/r/ e /k/). Si prendano ora in considerazione la pronuncia italiana standard della parola *casa* ['ka:za] e la sua variante dialettale toscana ['ha:za]. Entrambe le parole, pur presentando due foni diversi tra di loro ([k] e [h]) non costituiscono una coppia minima dal momento che pur cambiando il fono iniziale il significato delle due parole non cambia. Di conseguenza, [k] e [h] non sono in opposizione fonologica in italiano: mentre /k/ è un fonema, [h] è una variante dialettale dello stesso fonema. Si noti bene che lingue diverse possono ritagliare la sostanza fonica in modi diversi.

Si consideri ad esempio il modo diverso in cui due lingue come l'italiano e l'inglese ritagliano la stessa porzione di sostanza fonica: il contoide occlusivo nasale velare [ŋ] in italiano non ha valore pertinente (in quanto non è possibile individuare alcuna coppia minima di parole che differiscano nel significato unicamente in relazione alla sostituzione della nasale velare con una qualsiasi altra nasale con un diverso luogo di articolazione) ma si trova ad averlo in inglese, in cui ad esempio è possibile trovare la coppia minima *sing* ("cantare") / *sin* ("peccato") /'siŋ/ e /'sin/ in cui il significato cambia per la sostituzione della /n/ con la /ŋ/. Poiché normalmente i foni vengono emessi in condizioni di ipoarticolazione, nessun parlante produce esattamente gli stessi fonemi che fanno parte dell'inventario fonematico della sua lingua, ma produrrà di volta in volta, a causa di situazioni diverse, di pronunce diverse, di patologie diverse, **varianti fonematiche** (o **allofoni**) dello stesso fonema. Si distinguono due tipi di varianti:

a) **varianti combinatorie** (o **contestuali**): vengono considerate varianti combinatorie gli allofoni richiesti necessariamente dal contesto fonico. Un esempio è costituito in italiano dalle differenti realizzazioni dei fonemi consonantici nasali. Anche se da un punto di vista squisitamente acustico-fonetico in italiano vengono usati ben cinque foni nasali (la bilabiale /m/, la alveolare dentale /n/, la palatale /ɲ/, la labiodentale /ɱ/ e la velare /ŋ/), la prova della commutazione che porta alla individuazione di coppie minime come <u>m</u>ano/<u>n</u>ano, la<u>n</u>a/la<u>gn</u>a, ra<u>m</u>o/ra<u>gn</u>o consente di assegnare all'apparato fonematico dell'italiano standard solo tre fonemi nasali: la nasale bilabiale, la nasale dentale e la nasale palatale. La nasale labiodentale e la nasale velare sono invece varianti legate al contesto di occorrenza: la labiodentale viene selezionata se è seguita da una consonante labiodentale (come in *infittire* [iɱfi't:i:re]); la velare è seguita sempre da una consonante velare (come in *incapace* [iŋka'pa:tʃe]);

b) **varianti libere**: sono varianti libere gli allofoni non condizionati dal contesto fonico. In particolare si distinguono due tipi di varianti libere:

1) varianti libere peculiari di un singolo parlante o di un gruppo di parlanti

rispetto alla comunità linguistica di appartenenza. Ad esempio la realizzazione uvulare della consonante polivibrante italiana tipica di alcune persone rispetto alla sua normale realizzazione alveolare (/r/)

2) varianti libere largamente utilizzate all'interno di un codice linguistico. Ad esempio, l'uso invariante della coppia *tra/fra* in cui è possibile cambiare liberamente, senza condizionamenti da parte del contesto fonico, la consonante occlusiva dentale sorda iniziale /t/ con la consonante fricativa labiodentale sorda /f/.

La nozione di tratto distintivo

I foni si raggruppano dunque in classi funzionali dette fonemi che a loro volta si distinguono tra loro per la presenza o assenza di determinate caratteristiche chiamate **tratti distintivi**. Si prenda ad esempio la parola "cane", costituita dalla sequenza dei fonemi /k/ + /a/ + /n/ + /e/ ognuno dei quali è composto dai seguenti tratti distintivi:

1) /k/ è costituito da:
   - sordità (o assenza di sonorità);
   - il fatto di essere un contoide (e non un vocoide);
   - il fatto di essere una occlusiva (e non, per esempio, una fricativa, o affricata);
   - il fatto di essere un contoide velare (e non bilabiale, o labiodentale);
   - ecc.
2) /a/ è costituito da:
   - il fatto di essere un vocoide (e non un contoide);
   - il fatto di essere sonoro (e non sordo);
   - il fatto di essere centrale basso (e non, ad esempio, anteriore alto)
   - ecc.
3) /n/ è costituito dal fatto di essere:
   - nasale (e non orale);
   - sonoro (e non sordo);
   - dentale o alveolare (ma non, ad esempio, uvulare);
   - ecc.
4) /e/ è determinato dalla presenza di (almeno) i seguenti tratti:
   - è un vocoide (e non un contoide);
   - è articolato portando la lingua in una posizione medioalta rispetto al resto della cavità orale;
   - nella sua articolazione le labbra sono distese (e non arrotondate come in /u/)
   - ecc.

I tratti distintivi hanno due valenze funzionali, da un lato una *valenza classi-*

ficatoria, in quanto consentono di classificare i fonemi di una lingua in base a criteri estremamente analitici e rigorosi, dall'altro una *valenza composizionale*, consentendo di specificare le caratteristiche di ogni fonema.

È ora possibile riformulare la definizione di fonema non più nei termini di un primitivo dell'analisi fonologica, un elemento minimo non ulteriormente scomponibile, una sorta di atomo linguistico, ma nei termini di un fascio di tratti distintivi binari. Ogni fonema è infatti descrivibile mediante l'occorrenza o assenza, contrassegnate rispettivamente con un "+" o con un "–", di una serie di tratti che lo distinguono da tutti gli altri fonemi.

Viene qui di seguito dato l'inventario di alcuni dei tratti distintivi principali [Nespor, 1994]:

1) [+/– sillabico]: il tratto [+ sillabico] caratterizza fonemi che possono costituire il nucleo della sillaba, mentre il tratto [– sillabico] denota fonemi come le consonanti e le approssimanti che non possono in alcun modo fungere da nucleo sillabico. Si noti che non in tutte le lingue ad essere dotate del tratto distintivo [+ sillabico] sono solo le vocali come in italiano. In molte lingue infatti il valore di nucleo sillabico può essere acquisito anche dalle liquide nasali e laterali che in questo caso vengono definite *sonanti* e rese segnando un piccolo cerchietto o puntino sotto il fonema in questione: /m̩/, /n̩/, /l̩/, /r̩/;

2) [+/– consonantico]: il tratto [+ consonantico] caratterizza i fonemi che vengono articolati mediante marcate restrizioni o occlusioni del tratto vocale. Sono marcate [+ consonantico] le consonanti mentre le vocali e le approssimanti sono caratterizzate dal tratto [– consonantico];

3) [+/– sonorante]: sono contrassegnati come [+ sonorante] i fonemi nella cui articolazione l'aria fluisce abbastanza liberamente (le vocali, le consonanti laterali e polivibranti, le nasali e le approssimanti), mentre sono considerati [– sonorante] i restanti fonemi (occlusive, fricative ed affricate);

4) [+/– sonoro]: questo tratto si riferisce alla presenza ([+ sonoro]) o assenza ([– sonoro]) della sonorità derivante dall'attivazione del meccanismo laringeo;

5) [+/– nasale]: questo tratto si riferisce alla presenza ([+ nasale]) o assenza ([– nasale]) della nasalità derivante dall'attivazione del meccanismo oronasale;

6) [+/– continuo]: il tratto [+ continuo] caratterizza quei fonemi consonantici che sono prodotti avvicinando gli organi articolatori in modo da creare una costrizione dell'aria che può durare in modo variabile (le fricative, le laterali, la polivibrante e le approssimanti); [– continui] sono i restanti fonemi consonantici;

7) [+/– rilascio ritardato]: l'espressione rilascio ritardato si riferisce al rilascio della configurazione articolatoria occlusiva iniziale delle affricate, che quindi sono [+ rilascio ritardato]; tutte le altre consonanti sono [– rilascio ritardato];

8) [+/– laterale]: sono marcate [+ laterale] le consonanti laterali (/l/ e /ʎ/), mentre tutte la altre consonanti sono [– laterali];

9) [+/– coronale]: sono [+coronali] i fonemi articolati con la corona della lingua spostata verso gli articolatori fissi. Fonemi [+ coronali] sono /l/, /r/ con la corona spostata verso la cresta alveolare, /t/, /d/ con la corona spostata verso i denti, /tʃ/, /dʒ/ con la corona verso l'area alveo-palatale. I fonemi [– coronali] sono invece pronunciati con la corona della lingua in posizione neutra;

10) [+/– posteriore]: il tratto [+ posteriore] caratterizza i fonemi articolati nella parte posteriore della bocca come le consonanti occlusive velari (/k/ e /g/) e l'approssimante velare /w/;

11) [+/– anteriore]: i fonemi [+ anteriori] sono articolati con una costrizione nella parte anteriore del palato (regione alveolare o dentale), come nel caso delle consonanti occlusive dentali /t/ e /d/ e dell'approssimante palatale /j/; i fonemi [– anteriori] sono invece articolati posteriormente come /g/ e /k/;

12) [+/– centrale]: sono caratterizzati dalla presenza del tratto [+ centrale] i fonemi articolati per lo più nella parte centrale della bocca come in italiano /a/. Viceversa sono [– centrali] i fonemi che non sono caratterizzati dalla presenza di questo tratto;

13) [+/– arrotondato]: Il tratto [+ arrotondato] si riferisce alla posizione assunta dalle labbra durante l'articolazione dei fonemi, arrotondate come in /u/, /o/, /ɔ/ e /w/ oppure distese come in /i/, /e/, /ɜ/, /a/;

14) [+/– alto]: il tratto [+/– alto] si riferisce alla posizione assunta dalla lingua nell'articolazione delle vocali: il tratto [+ alto] indica che la lingua si solleva come in /i/ ed /u/, mentre [– alto] indica che la lingua non si solleva come nelle restanti vocali italiane: /a/, /e/, /o/, /ɜ/, /ɔ/;

15) [+/– basso]: il tratto [+/– basso] indica un abbassamento della lingua nella articolazione di una vocale come /a/ che è [+ bassa], mentre /i/, /u/, /o/, /e/ sono [– basse];

16) [+/– arretrato]: anche questo tratto si riferisce alle articolazioni vocaliche: mentre [+arretrato] indica l'arretramento della lingua come in /u/, /o/, /ɔ/, /a/, [– arretrato] indica l'assenza di tale arretramento come in /i/, /e/, /ɜ/.

La neutralizzazione e la nozione di arcifonema

La *neutralizzazione* è un processo fonologico per certi versi opposto a quello della discriminazione fonologica: mentre tramite quest'ultima è possibile determinare quali sono le caratteristiche dei fonemi di una lingua, la neutralizzazione consiste invece nell'eliminazione di alcune opposizioni fonologiche in determinati contesti fonotattici. In altri termini, le opposizioni fonologiche possono essere costanti oppure neutralizzabili. Ad esempio, in italiano l'opposizione fonologica tra la /e/ di /'venti/ ("*20*") e la /ɛ/ di /'vɛnti/ (plurale di *vento*) si mantiene solamente quando la vocale interessata è tonica, mentre quando l'accento

I FONEMI CONSONANTICI PRESENTI NELL'APPARATO FONEMATICO DELL'ITALIANO STANDARD

	/p/	/b/	/t/	/d/	/k/	/g/	/ts/	/dz/	/tʃ/	/dʒ/	/f/	/v/	/s/	/z/	/ʃ/	/m/	/n/	/ɲ/	/l/	/ʎ/	/r/	/w/	/j/
[+/– sill.]	–	–	–	–	–	–	–	–	–	–	–	–	–	–	–	–	–	–	–	–	–	–	–
[+/– cons.]	+	+	+	+	+	+	+	+	+	+	+	+	+	+	+	+	+	+	+	+	+	–	–
[+/– sonor]	–	–	–	–	–	–	–	–	–	–	–	–	–	–	–	+	+	+	+	+	+	+	+
[+/– son.]	–	+	–	+	–	+	–	+	–	+	–	+	–	+	–	+	+	+	+	+	+	+	+
[+/– cont.]	–	–	–	–	–	–	–	–	–	–	+	+	+	+	+	–	–	–	+	+	+	+	+
[+/–rilrit.]	–	–	–	–	–	–	+	+	+	+	–	–	–	–	–	–	–	–	–	–	–	–	–
[+/– lat.]	–	–	–	–	–	–	–	–	–	–	–	–	–	–	–	–	–	–	+	+	–	–	–
[+/– ant.]	+	+	+	+	–	–	+	+	–	–	+	+	+	+	–	+	+	–	+	–	+	–	–
[+/– cor.]	–	–	+	+	–	–	+	+	+	+	–	–	+	+	–	–	+	+	+	+	+	–	–
[+/– nas.]	–	–	–	–	–	–	–	–	–	–	–	–	–	–	–	+	+	+	–	–	–	–	–
[+/– post.]	–	–	–	–	+	+	–	–	–	–	–	–	–	–	–	–	–	–	–	–	–	+	–

Figura 3.1. I fonemi consonantici

I FONEMI VOCALICI DELL'APPARATO FONEMATICO ITALIANO STANDARD

	/i/	/u/	/e/	/o/	/ɛ/	/ɔ/	/a/
[+/– sillabico]	+	+	+	+	+	+	+
[+/– consonantico]	–	–	–	–	–	–	–
[+/– sonorante]	+	+	+	+	+	+	+
[+/– sonoro]	+	+	+	+	+	+	+
[+/– arrotondato]	–	+	–	+	–	+	–
[+/– alto]	+	+	+	+	–	–	–
[+/– basso]	–	–	–	–	+	+	+
[+/– arretrato]	–	+	–	+	–	+	–
[+/– avanzato]	+	–	+	–	+	–	–
[+/– centrale]	–	–	–	–	–	–	+

Figura 3.2. I fonemi vocalici presenti in italiano

si sposta su un'altra sillaba l'opposizione viene neutralizzata come in *ventina* /ven'ti:na/ e *ventoso* /ven'to:so/. Un altro esempio di neutralizzazione è il trattamento delle occlusive in tedesco, che mantengono l'opposizione sordo/sonoro in tutte le posizioni eccetto che in fine di parola. Si veda ad esempio la neutralizzazione di questa opposizione nel nominativo delle parole tedesche *Rad* ("ruota") ['ra:t] e *Rat* ("consiglio") ['ra:t], opposizione invece presente nel genitivo delle stesse parole *Rades* ("della ruota") ['ra:ds] e *Rates* ("del consiglio") ['ra:ds]. La nozione di **arcifonema** costituisce la somma delle proprietà distintive che rimangono in comune ai due fonemi dopo la neutralizzazione. In trascrizione fonologica, l'arcifonema si rende con la maiuscola, per cui le parole *ventesimo* e *ventoso* vengono trascritte come /vEn'te:simo/ e /vEn'to:so/, mentre *Rad* e *Rat* vengono entrambe trascritte come /'ra:T/.

Fenomeni coarticolatori

Poiché il fonema è una unità funzionale astratta, nella sua realizzazione articolatoria possono verificarsi dei malfunzionamenti dovuti per lo più agli effetti di coarticolazione di cui si è fatto cenno nel capitolo 2. Dal momento che i fenomeni coarticolatori possono essere dovuti tanto a difficoltà articolatorie, quanto allo scambio a livello fonologico di tratti distintivi tra fonemi adiacenti è finalmente possibile esaminarli in modo più approfondito. In particolare, verranno di seguito esaminati i fenomeni assimilatori, dissimilatori, di cancellazione, di inserzione e di metatesi.

L'*assimilazione* consiste nello scambio di tratti distintivi tra due o più fonemi adiacenti. Si parla di assimilazione quando durante la fonazione gli articolatori mobili non hanno ancora finito di impostare una determinata configurazione articolatoria che già ne iniziano un'altra con la conseguente contaminazione dell'articolazione dei foni contigui. I processi assimilatori possono essere totali o parziali: se un fonema si assimila completamente al fonema che segue, al fonema che precede o ai fonemi che lo circondano in modo tale da diventare identico ad essi si parla di *assimilazione totale* (si pensi ad esempio alla assimilazione totale che caratterizza la pronuncia romana della parola *mondo* /'monno/, in cui la occlusiva dentale /d/ si assimila in moto totale alla nasale che la precede: /n/ + /d/ →/nn/); se invece l'assimilazione non è totale ma riguarda solo alcuni aspetti del fonema, come ad esempio i tratti di sonorità o di nasalità, si parla di *assimilazione parziale*. Se un fonema assimila a sé in modo parziale o totale il fonema che lo segue, si parla di *assimilazione progressiva*, poiché il processo assimilatorio procede in avanti seguendo l'ordine naturale della concatenazione fonica. Un caso di assimilazione progressiva totale è per esempio la già vista pronuncia dialettale romana della parola *mondo* ['mondo]: *monno* ['monno], in cui la consonante nasale alveolare ha assimilato in modo totale la consonante occlusiva dentale trasferendole i tratti [+ nasale] e [+ sonorante]. Se il processo assimilatorio procede in senso opposto, cioè un fonema assimila a sé totalmente o parzialmente il fonema immediatamente precedente, si parla di *assimilazione regressiva*. Ad esempio, nella produzione della parola *sbadato* [zba'da:to] è attivo un processo di assimilazione regressiva parziale dal momento che la consonante fricativa sorda iniziale /s/ si sonorizza per il trasferimento solamente del tratto [+ sonoro] da parte della consonante occlusiva sonora /b/ che la segue. Un caso di processo assimilatorio regressivo totale invece si ha, in una prospettiva diacronica, nella parola italiana *fatto* derivata dal termine latino *factum* attraverso l'assimilazione totale della occlusiva velare sorda [k] alla occlusiva dentale sorda [t]. Se, infine, un fonema subisce un processo assimilatorio a causa dell'azione congiunta del fonema immediatamente precedente e di quello immediatamente successivo si parla di *assimilazione bidirezionale*. Ad esempio, la prima /a/ della parola *mamma* si nasalizza ricevendo il tratto [+ nasale] per effetto del contesto nasale costituito dalle due /m/; similmente la consonante fricativa sorda interna alla parola *rosa* /'rɔ:za/ si sonorizza ricevendo il tratto [+ sonoro] dalle due vocali che rispettivamente la precedono e la seguono. I processi assimilatori possono inoltre essere sistematici, se un determinato tipo di assimilazione avviene sempre in un determinato contesto fonico, oppure non sistematici se viceversa non sono solo casuali.

I fenomeni di assimilazione possono avvenire non solo tra fonemi contigui ma anche tra elementi distanti: in questi casi si parla di *dilazione*. Fenomeni assimilativi dovuti a dilazione sono ad esempio quelli legati all'*armonia vocalica*, in cui la vocale accentata per la sua preminenza fonica sulle sillabe circostanti determina il timbro delle vocali non accentate.

Nella *dissimilazione*, processo opposto alla assimilazione, due fonemi tendono a differenziarsi in determinati contesti. In inglese, ad esempio, il morfema *-al*, che aggiunto ad un nome lo trasforma in un aggettivo, può mutarsi in *-ar* se l'ultima consonante prima del suffisso è una [l], come in *pole* → *polar* opposto a *nature* → *natural*.

In alcuni casi la messa in sequenza di più fonemi può portare a processi di semplificazione che prendono il nome di *cancellazione*, se la semplificazione viene ottenuta eliminando dei fonemi o dei tratti distintivi, oppure di *inserzione*, se al contrario la semplificazione consiste nell'inserzione di materiale fonologico aggiuntivo per evitare iati o nessi consonantici difficilmente pronunciabili. Si considerino ad esempio la tendenza in italiano a cancellare la vocale finale di una parola cui venga aggiunto un morfema iniziante in vocale, come in *tavolino*, composto dall'unione di *tavolo* + *ino*, in cui la *–o* finale di *tavolo* viene eliminata[1] oppure il processo opposto di inserzione di materiale consonantico in posizione intervocalica per evitare lo iato, come la /d/ in *cittadino*, composto da /tʃit'ta/ + /d/ + /ino/.

Fenomeno coarticolatorio di altro tipo è la *metatesi*, consistente nella inversione nell'ordine di due fonemi o anche solo di alcuni loro tratti distintivi in casi come la scorretta pronuncia **padule* per *palude*, in cui la penultima sillaba è stata invertita con l'ultima. Questa breve disamina dei principali fenomeni coarticolatori operanti nei sistemi linguistici ha evidenziato la natura estremamente complessa del livello di seconda articolazione della struttura linguistica. Si noti che la presenza di fenomeni coarticolatori di questi tipo, coinvolgenti cioè non solo fonemi successivi a quelli già emessi ma anche fonemi che non sono anco-

---

[1] Si noti che la cancellazione della vocale in questi casi viene bloccata unicamente se la vocale finale prima del morfema è accentata (cfr. *caffeina*, da *caffè* + *ina*).

ra stati emessi, come nei casi di assimilazione progressiva, depone a favore delle teorie che chiamano in causa la pianificazione del messaggio e la ritenzione dello stesso in un magazzino articolatorio noto come *magazzino fonologico* in cui l'informazione già elaborata viene immagazzinata in attesa di essere prodotta fisicamente.

Elementi di fonotassi: la nozione di sillaba

Durante l'elaborazione fonologica di una parola, si passa dall'analisi dei tratti distintivi fino ai fonemi per poi giungere alle parole passando attraverso uno stadio intermedio tra il livello del fonema e quello della parola: lo stadio della **sillaba**. Anche se intuitivamente possiamo dire di sapere cosa sia una sillaba, in effetti le cose non stanno in termini tanto semplici. A prima vista la sillaba è semplicemente un agglomerato di fonemi legati fra di loro da un vincolo particolare. In cosa consiste esattamente questo vincolo? Per poter stabilire la natura delle unità sillabiche all'interno del tessuto frasale bisogna ricorrere a nozioni che si rifanno a classificazioni da un lato di tipo funzionale e descrittivo, dall'altro di tipo acustico. Cominciamo con l'esaminarne la struttura.

Ogni sillaba è costituita da un elemento centrale, realizzato acusticamente da un picco di energia che lo mette in risalto rispetto al contesto fonologico circostante: il **nucleo** della sillaba. Come si è già visto, in italiano il nucleo è sempre costituito da una vocale, mai da una consonante, anche se in altre lingue è possibile trovare nuclei sillabici costituiti da sonanti.

Premesso che le sillabe devono avere necessariamente un nucleo, possiamo aggiungere che quest'ultimo può costituire da solo una sillaba, come nella parola italiana *è* /ɛ/, oppure può essere preceduto da una o più consonanti definite **incipit** (o **testa** o **onset**) della sillaba e/o seguito da una o più consonanti che ne costituiscono la **coda**. Nei dittonghi la vocale funge da nucleo, mentre l'approssimante funge da incipit, come in *pieno* ['pjɛ no], o da coda, come in *auto*

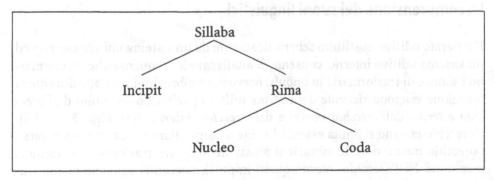

Figura 3.3. Struttura della sillaba

['aw to]. Se una sillaba finisce con una coda è definita sillaba chiusa, mentre se termina con il nucleo stesso è definita sillaba aperta. Il nucleo e la coda stringono un rapporto particolare tra di loro, costituendo una unità nota come **rima**.

La rima è un elemento importante nella struttura della sillaba non solo perché contiene il nucleo ma anche perché vi è inserito il secondo elemento fondamentale per la determinazione dello schema accentuativo delle parole: come accennato nel capitolo 2 una sillaba è lunga se, oltre ad essere accentata, è anche aperta, cioè se la coda della sillaba è vuota, altrimenti la sillaba è breve.

È possibile tracciare con una certa sicurezza i confini sillabici? In altre parole, esistono dei criteri per determinare dove finisce una sillaba e dove ne comincia un'altra? Anche se le regole della sillabazione mutano da lingua a lingua un criterio di massima può essere individuato nella cosiddetta **scala di sonorità**, secondo la quale non tutti i fonemi sono dotati della medesima forza sonora intrinseca, della stessa intensità acustica: le *occlusive* sono le meno intense, seguite, nell'ordine dalle *affricate*, dalle *fricative*, dalle *nasali*, dalle *liquide*, dalle *approssimanti* e, infine, dalle *vocali*, dotate della massima intensità relativa. Inoltre, le occlusive, le fricative e le affricate sonore sono più intense delle corrispondenti sorde. Tra le liquide la polivibrante alveolare /r/ è più intensa della laterale /l/. Tra i vocoidi c'è una stretta relazione tra apertura e intensità per cui la vocale centrale bassa /a/ è la più intensa di tutte. L'esistenza di una scala di sonorità consente di formulare l'ipotesi che in tutte le lingue la tendenza sia quella di aumentare l'intensità acustica dall'incipit fino al nucleo sillabico che ne costituisce l'apice, e di diminuirla dal nucleo alla coda, secondo un processo a catena che viene ripetuto per ogni sillaba di ogni parola. Di conseguenza, sono considerabili sillabe sequenze del tipo /psa/, /asp/, /sap/ e /pas/, mentre non sono tali sequenze del tipo /spa/ (in cui la consonante fricativa labiodentale /s/ è dotata di una maggiore sonorità intrinseca rispetto alla occlusiva labiale /p/ e quindi l'aumento di intensità verso il nucleo non è lineare) o /aps/ (in cui la presenza della /p/ prima della /s/ rende non graduale la diminuzione di intensità dal nucleo alla fine della sillaba).

La comprensione dei suoni linguistici

L'apparato uditivo, costituito schematicamente da un sistema uditivo esterno ed un sistema uditivo interno, consente di analizzare le frequenze che compongono i suoni e di trasformarle in impulsi nervosi. Le vibrazioni prodotte durante la fonazione vengono ricevute dal **sistema uditivo periferico** costituito dall'*orecchio esterno*, dall'*orecchio medio* e dall'*orecchio interno* (cfr. Figg. 3.4 e 3.5). L'orecchio esterno si limita essenzialmente a convogliare i suoni percepiti verso l'orecchio medio dove le vibrazioni acustiche vengono trasformate in impulsi meccanici. Nell'orecchio interno questi impulsi meccanici vengono prima trasformati in vibrazioni di un mezzo liquido e poi in impulsi nervosi dall'*organo* *del Corti*. A questo punto l'informazione acustica viene trasferita al **sistema uditivo interno** attraverso il *nervo acustico* fino alla *corteccia uditiva* situata nei lobi temporali degli emisferi destro e sinistro in cui i fonemi vengono decodificati e mappati in parole.

Il sistema uditivo periferico

L'**orecchio esterno** è costituito dal *padiglione*, la parte visibile dell'orecchio, e dal *condotto uditivo esterno* o *meato* terminante in una sottile membrana elastica, il *timpano*, che separa l'orecchio esterno dall'orecchio medio. Le vibrazioni acustiche vengono rinforzate nel padiglione e convogliate nel condotto uditivo esterno fino al timpano che viene messo in vibrazione trasformando così l'informazione acustica in vibrazioni meccaniche.

I movimenti del timpano trasferiscono la vibrazione ai tre ossicini che compongono l'**orecchio medio**, il *martello*, aderente alla membrana timpanica, l'*incudine*, situato tra martello e staffa, e la *staffa*, aderente alla finestra ovale. A loro volta questi tre ossicini sono responsabili del trasferimento delle vibrazioni alla *finestra ovale* e, di riflesso, alla *finestra rotonda*, due fori che collegano l'orecchio medio all'orecchio interno. Mentre attraverso la finestra ovale le vibrazioni, tra-

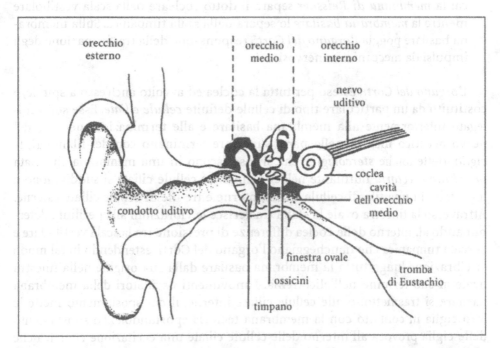

Figura 3.4. L'apparato uditivo (riproduzione autorizzata da Matthei Roeper *Elementi di psicolinguistica*, Il Mulino, Bologna, 1991)

smesse dalla staffa, passano liberamente all'orecchio interno, la finestra rotonda è chiusa da una sottile membrana chiamata *timpano secondario*. Una delle funzioni principali dell'orecchio medio è quella di amplificare il suono percepito dall'orecchio esterno. Dato che la superficie della membrana timpanica è maggiore rispetto a quella della finestra ovale, quest'ultima viene investita da una pressione nettamente superiore rispetto a quella che invece colpisce la membrana timpanica.

L'orecchio interno è costituito da due organi responsabili di funzioni molto diverse tra loro: l'organo dell'equilibrio o *labirinto* e l'organo dell'udito o *coclea*. La coclea è costituita da due canali paralleli che si avvolgono a spirale:

1) uno di questi canali, al cui interno scorre un liquido chiamato *perilinfa*, parte dall'orecchio medio, più precisamente dalla finestra ovale, per poi tornare indietro fino alla finestra rotonda. La porzione che si allontana dall'orecchio medio fino alla metà del suo percorso è detta *scala vestibolare*, il punto di svolta è detto *elicotrema* e la porzione che torna verso l'orecchio medio è definita *scala timpanica*;

2) il secondo dei canali che percorrono la coclea è chiamato *dotto cocleare* o *canale endolinfatico* o anche *scala media* tra la scala vestibolare e la scala timpanica, al cui interno scorre un liquido noto come *endolinfa*. Due membrane separano il dotto cocleare dalla scala vestibolare e dalla scala timpanica: la *membrana di Reissner* separa il dotto cocleare dalla scala vestibolare mentre la *membrana basilare* lo separa dalla scala timpanica. Sulla membrana basilare poggia l'*organo del Corti*, responsabile della trasformazione degli impulsi da meccanici in nervosi.

L'*organo del Corti*, esteso per tutta la coclea ed avvolto anch'esso a spirale, è costituito da un particolare tipo di cellule definite *cellule ciliate*. Esse sono collegate inferiormente alla membrana basilare e alle terminazioni nervose del nervo acustico mentre nella parte superiore terminano con dei filamenti, le *ciglia*, dette anche *stereociglia*, che si inseriscono in una membrana chiamata *membrana tectoria* fluttuante nell'endolinfa. Le cellule ciliate si suddividono a loro volta in una fila di cellule ciliate interne e tre file di cellule ciliate esterne. Attraverso la finestra ovale la staffa trasferisce le vibrazioni alla perilinfa determinando all'interno della coclea differenze di pressione tra la scala vestibolare e la scala timpanica che fiancheggiano l'organo del Corti, estendendo in tal modo la vibrazione lungo tutta la membrana basilare dalla sua origine nella finestra ovale al suo termine nell'elicotrema. I movimenti oscillatori della membrana basilare si trasmettono alle cellule ciliate interne, il cui spostamento mette le loro ciglia in contatto con la membrana tectoria spostandole. Lo spostamento delle ciglia provoca all'interno delle cellule ciliate una eccitazione elettrica che viene trasmessa ai neuroni del nervo acustico.

Il sistema uditivo interno

Il sistema uditivo interno è responsabile del trasferimento dell'informazione nervosa alla *corteccia uditiva* situata nei lobi temporali di entrambi gli emisferi. In particolare, l'informazione acustica ricevuta, amplificata e trasformata in informazione elettrica dall'apparato uditivo periferico viene trasferita al **nervo uditivo** e quindi al **corpo genicolato mediale**. A questo punto, l'informazione

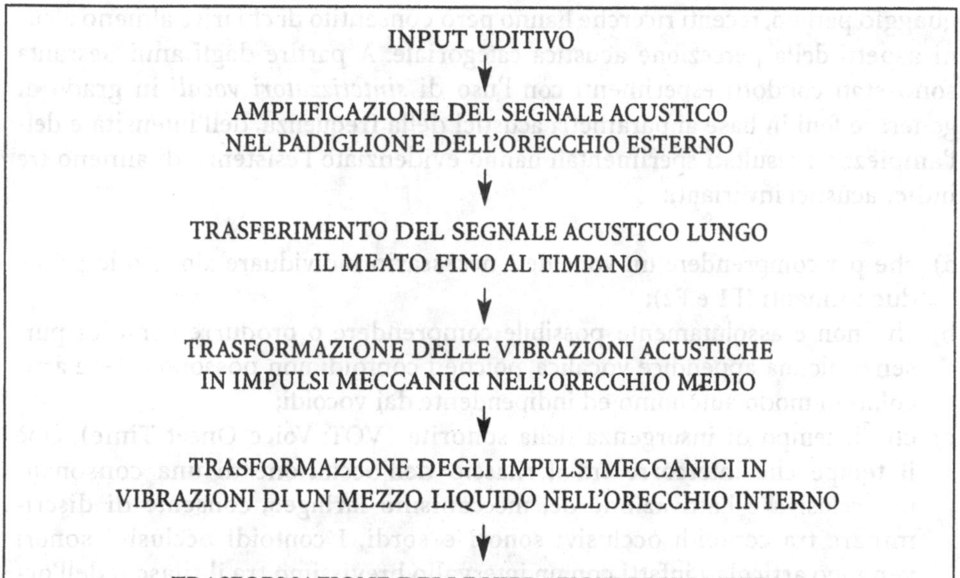

INPUT UDITIVO
↓
AMPLIFICAZIONE DEL SEGNALE ACUSTICO
NEL PADIGLIONE DELL'ORECCHIO ESTERNO
↓
TRASFERIMENTO DEL SEGNALE ACUSTICO LUNGO
IL MEATO FINO AL TIMPANO
↓
TRASFORMAZIONE DELLE VIBRAZIONI ACUSTICHE
IN IMPULSI MECCANICI NELL'ORECCHIO MEDIO
↓
TRASFORMAZIONE DEGLI IMPULSI MECCANICI IN
VIBRAZIONI DI UN MEZZO LIQUIDO NELL'ORECCHIO INTERNO
↓
TRASFORMAZIONE DELLE VIBRAZIONI DI UN MEZZO
LIQUIDO IN IMPULSI NERVOSI NELL'ORGANO DEL CORTI
↓
TRASFERIMENTO DEGLI IMPULSI NERVOSI LUNGO IL NERVO ACUSTICO
FINO ALLA CORTECCIA UDITIVA PRIMARIA DI ENTRAMBI GLI EMISFERI
↓
DISCRIMINAZIONE TRA SUONI LINGUISTICI E NON LINGUISTICI
TRAMITE L'INDIVIDUAZIONE DEGLI INDICI INVARIANTI
↓
TRASFERIMENTO DELL'INFORMAZIONE CLASSIFICATA COME
LINGUISTICA ALL'AREA DI WERNICKE
↓
MAPPATURA LINGUISTICA DEI FONI RICEVUTI
(LIVELLO FONOLOGICO)

Figura 3.5. Schematizzazione del processo di discriminazione uditiva

viene inviata alla **corteccia uditiva primaria** e poi alla **corteccia uditiva di ordine superiore** da cui l'informazione viene infine trasferita all'**area di Wernicke**, dove la sequenza fonica di natura linguistica viene compresa.

Una questione interessante riguarda il modo in cui i suoni linguistici vengano compresi e discriminati da quelli non linguistici. È necessario stabilire se sia possibile determinare la presenza di caratteristiche fisiche oggettive, gli **indici acustici invarianti,** che permettono all'apparato uditivo di distinguere i suoni linguistici dai suoni non linguistici. Non si sa ancora quanti e quali siano tutti gli indici acustici adoperati inconsciamente dall'uomo per comprendere il linguaggio parlato, recenti ricerche hanno però consentito di chiarire almeno alcuni aspetti della percezione acustica categoriale. A partire dagli anni Sessanta sono stati condotti esperimenti con l'uso di *sintetizzatori vocali* in grado di generare foni in base ai parametri acustici della frequenza, dell'intensità e dell'ampiezza. I risultati sperimentali hanno evidenziato l'esistenza di almeno tre indici acustici invarianti:

a) che per comprendere un vocoide è necessario individuare almeno le prime due formanti (F1 e F2);
b) che non è assolutamente possibile comprendere o produrre contoidi puri senza alcuna appendice vocalica, poiché i contoidi non possono essere articolati in modo autonomo ed indipendente dai vocoidi;
c) che il tempo di insorgenza della sonorità (VOT: Voice Onset Time), cioè il tempo che intercorre tra il rilascio dell'occlusione di una consonante occlusiva e l'attivazione del meccanismo laringeo, consente di discriminare tra contoidi occlusivi sonori e sordi. I contoidi occlusivi sonori vengono articolati infatti con un intervallo brevissimo tra il rilascio dell'occlusione e l'attivazione del meccanismo laringeo, mentre i contoidi occlusivi sordi sono caratterizzati da un notevole ritardo nell'attacco della sonorità.

Alla luce di quanto detto, è possibile ipotizzare che il processo di percezione linguistica orale avvenga in due momenti elaborativi principali:

1) l'informazione contenuta nell'input acustico viene in un primo momento amplificata, filtrata, decodificata e ricodificata in impulsi nervosi dai **sistemi di analisi uditiva** alla ricerca di *indici invarianti* per determinare se i suoni percepiti siano di natura linguistica o non linguistica.
2) I suoni riconosciuti come linguistici vengono quindi inviati all'**area di Wernicke** dove avvengono i processi di categorizzazione fonologica preliminari ai successivi stadi di comprensione morfologica, sintattica, semantica e pragmatica.

Riepilogo

In questo capitolo è stato esaminato l'altro aspetto del secondo livello di articolazione linguistica, quello fonologico. Dopo avere introdotto la preliminare distinzione tra i concetti di fono, fonema e allofono e le possibilità di classificazione dei fonemi in base ai tratti distintivi che li compongono, l'attenzione è stata rivolta alla descrizione dei fenomeni coarticolatori di assimilazione, dissimilazione, cancellazione, inserzione e metatesi, ed alla nozione di sillaba. Quest'ultima costituisce un vero e proprio ponte intermedio tra il livello di elaborazione fonologica e morfologica al punto che è possibile postulare l'esistenza di un **livello morfofonologico** di elaborazione linguistica all'interno del quale le regole di buona formazione lessicale interagiscono con le regole di coarticolazione fonologica. Infine, sono stati esaminati l'apparato uditivo ed i meccanismi di decodifica delle sequenze foniche percepite.

Capitolo 4
Competenza morfologica

Introduzione

La morfologia si occupa di descrivere e classificare le unità di prima articolazione del codice linguistico verbale, le unità minime dotate di significato. Nel corso del capitolo verranno introdotti i concetti chiave di morfo, morfema ed allomorfo che caratterizzano l'essenza stessa della prima articolazione; verranno inoltre descritte le modalità combinatorie dei morfemi (le "Regole di Formazione di Parola") e le implicazioni sintattiche e concettuali delle parole (la "Teoria dei Ruoli Tematici" e la "Struttura Argomentale"). La morfologia non è, dunque, semplicemente lo studio delle parole ma lo studio dei principi dinamici che ne controllano la formazione interna (**morfologia intralessicale**) così come lo studio delle implicazioni contestuali che le parole stesse determinano sia da un punto di vista sintattico che da un punto di vista semantico (**morfologia extralessicale**).

È proprio per queste sue caratteristiche che la morfologia si pone a cavallo tra il livello di elaborazione di seconda articolazione, che fornisce il materiale fonologico su cui vengono applicate le regole morfologiche in modo da produrre parole ben formate, e quello di elaborazione sintattica, che a sua volta utilizza come punto di partenza il frutto della elaborazione morfologica per assemblare le parole in un adeguato tessuto sintattico.

Ricapitolando brevemente quanto detto finora:

1) la morfologia è lo studio delle unità di prima articolazione e delle loro possibilità combinatorie;
2) la morfologia è il prodotto dell'elaborazione dei livelli sottostanti e fornisce il materiale indispensabile per quelli successivi;
3) l'elaborazione morfologica consiste nella contemporanea attivazione di una elaborazione squisitamente lessicale (modulo lessicale) e di una grammaticale (modulo grammaticale).

Il morfema

Le unità minime dotate di significato vengono dette **morfemi** e la loro concatenazione forma unità complesse definite *parole morfologicamente complesse*. L'individuazione dei morfemi all'interno di una parola, d'ora in poi **entrata lessicale**, è reso possibile da un tipo di analisi chiamata *segmentazione*, consistente nella suddivisione dell'entrata lessicale nei morfemi che la compongono mediante il *criterio della significatività*. In linea di principio ogni entrata lessicale è costituita da tanti morfemi quanti sono i significati grammaticali e lessicali che, uniti insieme, danno il significato totale della parola. Ad esempio, la parola *mamma* è costituita da due morfemi, uno indicante il significato lessicale di "madre" (mamm-), l'altro indicante il significato grammaticale di singolare (-a); la parola *indiscutibile*, che letteralmente vuol dire "che-non-può-essere-discusso-aggettivo-singolare" è invece formata da quattro morfemi:

1) in- : morfema che conferisce un valore negativo all'intera parola;
2) -discut- : morfema che reca il significato lessicale di "parlare animatamente";
3) -ibil- : morfema che conferisce alla parola una sfumatura di aggettivo potenziale;
4) –e : morfema che definisce il significato grammaticale di singolare.

Come in fonetica ed in fonologia, anche in morfologia la scomposizione delle entrate lessicali nei morfemi che le compongono viene resa mediante dei formalismi grafici:

a) l'entrata lessicale da analizzare morfologicamente viene inserita tra parentesi quadre ([...]);
b) all'esterno delle parentesi quadre in basso a destra viene inserita la categoria grammaticale cui la parola in questione appartiene: [amare]v descrive il fatto che il predicato *amare* appartiene alla categoria lessicale verbo; [giovane]A descrive il fatto che *giovane* appartiene alla categoria lessicale aggettivo; [Marco]N mostra che *Marco* appartiene alla categoria lessicale nome; [del]P descrive il fatto che *del* appartiene alla categoria lessicale preposizione.
c) l'inizio e la fine della parola in questione vengono contrassegnati dal segno # (# ... #);
d) i confini tra morfemi all'interno della parola vengono infine realizzati con dei +.

Le parole *mamma* e *indiscutibile* sono trascrivibili morfologicamente nel modo seguente:

a) [# mamm + a #]N;
b) [# in + discut + ibil + e #]A.

Dal punto di vista della loro combinabilità si distinguono morfemi liberi e morfemi legati. I **morfemi liberi** sono unità di prima articolazione in grado di veicolare da soli un adeguato set di informazioni lessicali e grammaticali costituendo da soli una parola indipendente, come *ieri* [# ieri #], *mai* [# mai #], *quando* [# quando #], *però* [# però #]. I **morfemi legati** sono invece elementi morfologici che non possono comparire da soli ma che per esprimere dei significati lessicali o grammaticali completi devono essere arricchiti da ulteriore materiale morfologico. Appartengono alla categoria dei morfemi legati le basi lessicali legate, le forme contratte e gli affissi. Per base lessicale legata, o lessema legato, si intende il morfema legato che veicola unicamente il significato lessicale della parola: ad esempio, mamm- in *mamma* ([# mamm + a #]N), discut- in *indiscutibile* ([# in + discut+ ibil + e #]A), -del- in *indelebile* ([# in + del + ebil + e #]A) e can- in *cane* ([# can + e #]N). Per forma contratta si intendono forme come c' in *c'è* ([# c'+è #]V) o *l'* in *l'uomo*. Con il termine affisso si indica il materiale morfologico che rispetto al lessema viene aggiunto prima (prefisso: ad esempio pre- in *prescrivere* [# pre + scriv + ere #]V), all'interno (infisso: ad esempio la –n– nella parola latina *vinco* che veicola il significato di presente rispetto alla base legata del passato vic- in *vici*, "ho vinto") o dopo (suffisso: ad esempio -ist- in *giornalista* [# giornal + ist + a #]N).

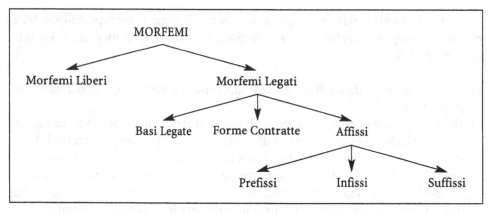

Figura 4.1. I morfemi dal punto di vista della loro combinabilità (schema adattato da Akmajian [1984])

Dal punto di vista del significato che esprimono, i morfemi si classificano in **morfemi lessicali** che veicolano un significato di tipo lessicale, e **morfemi grammaticali** che veicolano un significato di tipo grammaticale. Si noti che mentre i morfemi lessicali costituiscono una **classe aperta e produttiva** che può essere continuamente arricchita di nuovi lessemi, i morfemi grammaticali costituiscono una **classe chiusa** e relativamente stabile.

I morfemi grammaticali si suddividono a loro volta in morfemi derivazionali e morfemi flessionali:

1) per morfema **derivazionale** si intende un morfema grammaticale in grado di derivare un tipo di entrata lessicale da un altro. Ad esempio, nella parola *discutibile* il morfema derivazionale -ibil- fa derivare un aggettivo da una forma verbale (discut-ere → discut -ibil-e). I morfemi derivazionali possono essere collocati in fine di parola, come in *amabilmente* [# am + abil + mente #]Avv, in cui distinguiamo la base legata "am-" e i due morfemi grammaticali derivazionali "–abil-"[1] e "–mente"[2] ma non possono mai essere preceduti dai morfemi flessionali;

2) per morfema **flessionale** si intende un morfema grammaticale in grado di esprimere i valori di tempo, diatesi, modo e numero di una parola. I morfemi flessionali sono chiamati anche desinenze, sono sempre in fine di parola e non possono mai precedere un morfema derivazionale o, che è lo stesso, esserne seguiti.

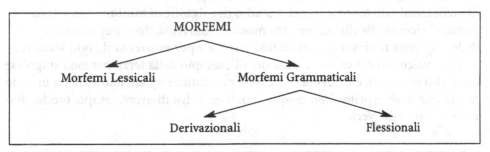

Figura 4.2. I morfemi dal punto di vista del significato espresso

Nella parola *infattibile* ([# in + fatt + ibil + e #]A) dal punto di vista della combinabilità si distinguono una base legata ("-fatt-"), un prefisso ("in-") e due suffissi ("-ibil-" ed "-e "), mentre dal punto di vista del significato espresso si distinguono un morfema lessicale (il lessema "-fatt-") e due morfemi grammaticali, il morfema derivazionale "-ibil-" ed il morfema flessivo "-e".

Il concetto di morfo

Si consideri ora una forma molto meno trasparente morfologicamente come la terza persona singolare del presente indicativo del verbo *avere*: (egli) *ha*.

---

[1] Che deriva un aggettivo da un verbo (amare → amabile).
[2] Che deriva un avverbio da un aggettivo (amabile → amabilmente).

Intuitivamente, il significato globale di questa entrata lessicale deriva dalla compresenza dei seguenti significati minimi:

1) concetto di "avere";
2) la caratterizzazione di tempo "presente";
3) la caratterizzazione di modo "indicativo";
4) la caratterizzazione di diatesi "attiva";
5) le caratterizzazioni "terza persona" e "singolare".

Ad una così semplice analisi intuitiva non corrisponde però una altrettanto semplice ed immediata suddivisione nei singoli morfemi che costituiscono la parola data l'impossibilità di instaurare un rapporto 1:1 tra morfema grafico (la sequenza di fonemi che, in successione, costituiscono la parola) e morfema concettuale (la sequenza di concetti che i morfemi grafici devono esprimere). In casi come questo ci si trova di fronte ad una situazione simile a quella già constatata in ambito fonologico. Come nello studio dei suoni di una lingua si distingue tra fono (il suono fisico, concreto) e fonema (rappresentazione astratta, linguistica di un determinato fono), così nello studio dei significati minimi veicolati da una lingua si ricorre alla distinzione tra morfo e morfema, dove per **morfo** si intende la sequenza fonica o grafica di una parola e per **morfema** il significato concettuale veicolato dai morfi. Tornando all'esempio della terza persona singolare del verbo avere, *ha*, è evidente che essa è costituita sequenzialmente da un solo morfo che però esprime ben cinque morfemi (idea di *avere*, tempo, modo, diatesi e numero del verbo):

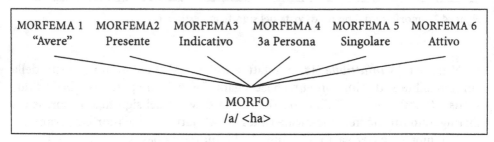

Figura 4.3. Dissociazione tra i concetti di morfo e di morfema

Lo stesso discorso vale naturalmente per ogni entrata lessicale: *mamma* è costituita da due morfi esprimenti tre morfemi (idea di *genitore*, singolare, femminile); *indiscutibile* è costituito da quattro morfi (la sequenza [# in + discut + ibil + e #]A) che esprimono altrettanti morfemi. Se un morfo veicola più di un morfema esprime un **pacchetto morfemico**. Ad esempio, nel caso del genitivo singolare latino *rosae* ("della rosa") si distinguono una base legata (o radice) *ros-* (morfo = morfema) e un morfo flessivo (o desinenza) *-ae* indicante non un solo morfema, ma quattro (femminile, singolare, genitivo, prima declinazione): il morfo *-ae* esprime dunque un pacchetto morfemico costituito dai morfemi di genitivo, femminile, singolare, prima declinazione.

L'allomorfia

Si considerino le parole *indomabile* ("che-non-può-essere-domato/-a-aggettivo-potenziale-singolare"), *inudibile* ("che-non-può-essere-udito/-a-aggettivo-potenziale-singolare"), *indelebile* ("che-non-può-essere-cancellato-aggettivo-potenziale-singolare"), segmentabili, rispettivamente, in:

a) [# in+ dom + abil + e #]A
b) [# in + ud + ibil + e #]A
c) [# in + del + ebil + e #]A

Queste tre entrate lessicali condividono il fatto di essere aggettivi potenziali negativi singolari, ma si differenziano per il fatto di avere lessemi diversi che distinguono tre significati lessicali diversi e per il fatto di avere tre morfi grammaticali derivazionali formalmente diversi ("-abil-", "-ebil-", "-ubil-") ma che esprimono gli stessi morfemi. Quest'ultimo fatto è di particolare rilievo, in quanto permette di introdurre un altro elemento importantissimo ai fini dell'analisi in morfemi delle entrate lessicali: il concetto di *allomorfia*, cioè la potenzialità di esprimere un solo morfema mediante l'uso di morfi diversi chiamati allomorfi[3]. Si definiscono allomorfi due o più morfi che, pur differenziandosi in parte dal punto di vista fonologico, esprimono gli stessi morfemi. Due sequenze fonologiche dotate di valore morfologico sono definibili allomorfi se e solo se esprimono esattamente gli stessi significati condividendo gli stessi morfemi e se la loro diversità formale è spiegabile in relazione al contesto fonologico mediante il ricorso a fenomeni di natura coarticolatoria. Il morfema lessicale col significato di "spostarsi avvicinandosi verso un luogo determinato", quello cioè che troviamo nel verbo *venire*, appare in italiano nelle cinque forme *ven-* (come in *venire*), *venn-* (in *venni*), *veng-* (in *vengo*), *vien-* (in *vieni*), *ver-* (in *verrò*) ognuna delle quali costituisce un allomorfo dello stesso morfema *ven-*. Analogamente, vengono considerati allomorfi anche i prefissi im- di *impossibile* e in- di *indecente*, mentre non sono allomorfi i morfi im-/in- da un lato e a-/an- di *asociale* e *anabbagliante* dall'altro, dal momento che queste due serie di morfi pur esprimendo un significato negativo o almeno privativo hanno forme totalmente diverse non spiegabili almeno a livello sincronico in termini fonologici.

---

[3] Si noti bene che l'analogia tra fonologia e morfologia continua anche in questo caso in relazione all'evidente parallelismo tra i concetti di fono-fonema-allofono e quelli di morfo-morfema-allomorfo.

Le entrate lessicali e le loro proprietà

Le entrate lessicali si suddividono in tre gruppi principali (Scalise S., 1994)[4]:

1) le **entrate lessicali pure** possono essere costituite da un morfema libero o dall'unione di più morfemi liberi e legati, possono essere parentesizzate, etichettate con una categoria lessicale, delimitate da un confine di parola, ed infine contenere o meno un confine interno;
2) le **semiparole** (o **affissoidi**) sono morfemi legati prevalentemente di origine greca o latina (come antropo- in *antropologico*, anemo- in *anemometro*, -fono in *grammofono*, ecc.) che come le parole semplici possono essere parentesizzate, ma che a differenza di esse possono non avere una categoria lessicale, non contenere confini interni, e non essere delimitate da un confine di parola;
3) le **unità lessicalizzate**: il processo della lessicalizzazione consiste nel trasformare in una unità lessicale una intera sequenza di parole diverse, come ad esempio l'espressione idiomatica *fare di tutta l'erba un fascio* o l'unità originariamente frasale *nontiscordardimé*.

Le entrate lessicali sono caratterizzate da proprietà peculiari definite **tratti** e suddivise in due classi, i tratti inerenti e i tratti contestuali:

1) i *tratti inerenti* di una entrata lessicale ne esprimono le caratteristiche intrinseche e vengono formalizzati tra parentesi quadre seguendo, come nel caso dei tratti fonologici, un procedimento binario di presenza/assenza del tratto in questione. La gamma dei tratti inerenti è naturalmente molto ampia e qui ne verranno elencati solo alcuni. Nel caso dei nomi, ad esempio, si consideri la presenza/assenza di tratti come [+/- comune], [+/- numerabile][5], [+/- animato], [+/- astratto] o [+/- umano]. I verbi possono essere caratterizzati dalla presenza o assenza di tratti come [+/- regolare][6], [+/-1/2/3 coniugazione], [+/- azione continuata], [+/- presente]. Ad esempio, il nome *cane* è caratterizzato dai tratti inerenti [+ comune], [+ numerabile], [+ ani-

---

[4] Per una più esauriente descrizione delle entrate lessicali e delle loro proprietà si rimanda a Scalise 1994 (p. 80-88).

[5] Il tratto [+ numerabile] indica la possibilità di "contare" un nome, così, mente il nome comune *libro* è [+ numerabile], (1 libro, 2 libri, *n* libri), parole come *sangue* sono invece caratterizzate dal tratto [- numerabile], non potendo essere contate (non è possibile dire *un sangue, *due sangui, *n* sangui).

[6] Il tratto [+ regolare] caratterizza i verbi con flessione regolare, mentre il tratto [- regolare] denota i verbi che presentano irregolarità nella loro flessione. Ad esempio, un verbo come *amare* è [+ regolare], mentre un verbo come *venire* è [- regolare].

mato], [- umano], mentre la forma verbale (egli) *cammina* è [+ 1 coniugazione], [+ azione continuata], [+ presente], [+ regolare];

2) i *tratti contestuali* caratterizzano le proprietà dell'entrata lessicale in relazione al contesto immediatamente precedente o seguente. L'idea di base è che ogni entrata lessicale abbia in sé la capacità di determinare la struttura sintattica della frase. I tratti contestuali si suddividono in tratti di sottocategorizzazione stretta e in restrizioni selettive:

a) i **tratti di sottocategorizzazione stretta** determinano il contesto richiesto dalla entrata lessicale in questione. Anche i tratti di sottocategorizzazione vengono resi mediante una opposizione binaria di presenza/assenza di un determinato tratto. I nomi ad esempio possono selezionare o meno la presenza di un *determinante*, cioè di un elemento che determina il nome arricchendone l'informazione mediante l'uso di categorie linguistiche come articoli o aggettivi indefiniti. Questa loro condizione viene resa mediante l'espressione [+/- Det ___][7]. Il nome proprio *Andrea* seleziona un contesto in cui il nome non è preceduto dall'articolo [- Det ___], mentre il nome comune *matita* seleziona un contesto caratterizzato dalla presenza dell'articolo [+ Det ___] come in *la matita, alcune matite*, ecc. Per quanto riguarda i verbi, la sottocategorizzazione stretta seleziona il contesto sintagmatico che deve seguire il verbo stesso: *baciare* seleziona un complemento oggetto sotto forma di sintagma nominale (SN[8]): (+ ___ SN); *camminare*, non seleziona alcun SN (- ___ SN); *pensare* può alternativamente selezionare una frase intera (come in *pensare di fare qualcosa, pensare che sia meglio così*, ecc.), un semplice complemento (*pensare una cosa*) oppure può addirittura non selezionare nulla (come in *Che stai facendo? Penso.*). Nei casi in cui un verbo può selezionare più di un contesto si ricorre alla parentesizzazione per indicare la serie di possibilità offerte da quella determinata entrata lessicale:

$$[\text{\# pensare \#}]v \left\{ \begin{array}{l} [+\underline{\hspace{1em}}(\,SN\,)] \\ [+\underline{\hspace{1em}}0\,] \\ [+\underline{\hspace{1em}}che/di\ F)] \end{array} \right\}$$

---

[7] Nelle formule che descrivono i tratti contestuali delle entrate lessicali, la presenza o l'assenza di un tratto è resa mettendo il segno + o il segno - davanti al tratto in questione, mentre la sua posizione rispetto alla entrata lessicale è resa mettendo quest'ultima sotto forma di tratto ____. *Cane* [+ Det ___] vuol dire che l'entrata lessicale *cane* richiede la presenza di un determinante posizionato prima di essa.

[8] La struttura sintattica di una frase è analizzabile in costituenti definiti *sintagmi*: se la parola principale di un costituente è un nome si parla di sintagma nominale (SN); se è un verbo il sintagma è verbale (SV); se è una preposizione il sintagma è preposizionale (SP); se è un aggettivo il sintagma è aggettivale (SA). Per dettagli, si veda il capitolo 5.

b) le **restrizioni selettive**, infine, riguardano unicamente i verbi e si limitano a determinare il tipo di tratti inerenti che un verbo deve selezionare per il suo soggetto o per i suoi complementi. Ad esempio, *pensare* impone delle restrizioni sul suo SN soggetto, dal momento che mentre nomi caratterizzati dal tratto inerente [+ animato] possono pensare, quelli caratterizzati dal tratto [- animato] non possono farlo (è per questo motivo che *Antonio pensa* è una frase corretta, mentre **il muro pensa* non lo è)[9]. Similmente, la frase **la mela mangia* è agrammaticale perché il predicato *mangiare* richiede un SN corretto caratterizzato dalla presenza del tratto inerente [+ animato].

La teoria tematica e la struttura argomentale

Oltre a selezionare un contesto sintattico, le entrate lessicali ne selezionano anche uno semantico, stabilendo il ruolo tematico che i sintagmi devono svolgere all'interno di una frase. Ad esempio, l'azione espressa dal predicato *vedere* richiede la presenza di due partecipanti, una entità, persona o cosa, che compie l'atto di vedere ed una seconda entità, persona o cosa, che viene vista (cfr. la frase "Io vedo una casa"). In casi come questo in cui un predicato richiede la presenza di due argomenti si parla di predicati bivalenti. Si consideri ora il contesto richiesto dal verbo *mandare* in "Io mando un libro a mio fratello": poiché questo predicato richiede la presenza di tre argomenti, è definito predicato trivalente. Infine, si consideri il comportamento del predicato *morire* in una frase come "Napoleone muore" che richiede un solo argomento ed è quindi un predicato monovalente.

Il concetto di valenza, desunto dalla chimica, indica le possibilità argomentali che un predicato deve necessariamente rispettare perché la frase che la contiene sia considerabile ben formata e non agrammaticale. In altri termini, il contesto generato da una entrata lessicale è completo solo se tutte le valenze da essa richieste vengono saturate (vedi oltre).

Verranno di seguito analizzate le strutture argomentali richieste dai verbi, dagli aggettivi, dai nomi, e dalle preposizioni.

Struttura argomentale dei verbi

Il verbo occupa all'interno della frase una posizione di rilievo dal momento che con i suoi tratti contestuali determina quali elementi siano obbligatori e quali non lo siano. Se un verbo è bivalente, dal momento che esprime una attività che

---

[9] Per convenzione, le frasi non possibili in una lingua vengono anticipate da un asterisco.

coinvolge due argomenti, per saturare le valenze libere nella frase dovranno essere presenti almeno due costituenti che permettono a questi argomenti di venire espressi. Un predicato monovalente come ad esempio *inciampare* richiede la presenza di un solo argomento rappresentato dal suo soggetto (cfr. [inciampare]V : SN; cfr. *Io inciampo*); *dare* ne richiede tre, il soggetto, l'oggetto che viene dato e la persona a cui viene dato ([dare]V : SN, SN, SP; cfr. *Io do il libro a te*); *mangiare* due ([mangiare]V: SN, SN; cfr. *Io mangio una mela*); ecc.

Oltre a contenere gli argomenti direttamente richiesti dalla struttura argomentale del verbo, le frasi possono anche dare informazioni aggiuntive sul modo, sul tempo e sul luogo dell'azione rappresentata dal predicato definite **aggiunti**. In una frase come *Barbara ha mangiato una mela dal fruttivendolo* la struttura argomentale del verbo richiede direttamente solo il SN che compie l'azione di mangiare (*Barbara*) e il SN che subisce l'azione di essere mangiato (*la mela*), mentre il Sintagma Preposizionale (SP) *dal fruttivendolo*, non richiesto esplicitamente dal verbo, si qualifica come aggiunto ed arricchisce il contesto di informazioni aggiuntive non necessarie.

Struttura argomentale degli aggettivi

Per quanto riguarda la struttura argomentale degli aggettivi si considerino le frasi seguenti:

a)   Barbara è onestissima;
b)   Antonio è invidioso di Maria.

Mentre l'aggettivo in a) (*onestissima*) è monovalente, richiedendo la presenza di un solo argomento (il soggetto *Barbara*), quello in b) (*invidioso*) è chiaramente bivalente, dovendo essere accompagnato da un SN che prova il sentimento (*Antonio*) e da un SP che è oggetto del sentimento (*di Maria*). Naturalmente, anche la struttura argomentale degli aggettivi può essere arricchita dalla presenza di aggiunti, come risulta evidente dall'ampliamento delle frasi a) e b) in a1) e b1):

a1) Barbara è onestissima nella gestione del patrimonio dei suoi clienti;
b1) Antonio è invidioso di Maria per la sua ricchezza.

Struttura argomentale dei nomi

La struttura argomentale dei nomi determina il contesto richiesto dall'entrata lessicale nome all'interno di un SN. Nella frase *L'esame di matematica di ieri è andato bene*, il nome *esame*, monovalente ([esame] N : SP), richiede direttamente il SP *di matematica*, mentre il secondo SP (*di ieri*) è un aggiunto.

Struttura argomentale delle preposizioni

Per quanto riguarda infine la struttura argomentale delle preposizioni, si consideri il caso delle preposizioni bivalenti *da* e *con*, e della preposizione trivalente *tra*:

1) [in] P : SN, SN; cfr. *Marco viene da Roma*;
2) [con] P : SN, SN; cfr. *Heykal vive con Franca*;
3) [tra] P : SN, SN, SN; cfr. *Marco vive tra Roma e Latina*.

La Teoria Tematica

Come abbiamo visto in più di una occasione, ogni entrata lessicale instaura un certo rapporto tra due o più elementi all'interno di una frase. In *Franco colpisce Mario* la struttura argomentale del verbo *colpire*, [colpire]V : SN SN, richiede la presenza di due argomenti, uno (il SN *Franco*) che compie l'azione di colpire e in quanto tale è definibile come *l'agente* dell'azione, l'altro (il SN *Mario*) che subisce l'azione e che quindi ne è il *paziente*. Allo stato attuale della teoria, una lista esauriente di tutti i ruoli semantici non è ancora stata elaborata, tuttavia vengono di seguito riportati i **ruoli tematici** (o **ruoli semantici** o **ruoli-Θ**) più frequenti (Haegeman L., 1994): l'**agente**, chi dà origine all'azione espressa dal predicato (cfr. *Andrea colpisce la palla*); il **beneficiario**, la persona nel cui interesse viene compiuta l'azione espressa dal predicato (cfr. *Andrea regala un viaggio a Barbara*); l'**esperiente**, chi subisce una esperienza sperimentando uno stato psicologico espresso dal predicato (cfr. *Ad Andrea piacciono le macchine sportive*; *Marta è felicissima per aver superato l'esame*); il **locativo**, cioè il luogo, la direzione, l'orientamento spaziale dell'evento o dell'azione identificata dal verbo (cfr. *Io vado a Roma*; *Francesco ora vive a Londra*); l'**origine/provenienza**, il punto di inizio dell'azione espressa dal predicato (cfr. *Sono partito da Roma*; *Stefano ha ricavato molto denaro dalla vendita della casa*); il **paziente**, persona o cosa che subisce l'azione espressa dal predicato (cfr. *Twister, il cane di Alessandro, ha morso il postino*); lo **strumento** non animato attraverso il quale si effettua lo stato di cose descritto dal verbo (cfr. *Alessandro apre la porta con la chiave*); il **tema**, consistente nell'oggetto dell'azione, cioè la persona o la cosa toccata dall'azione espressa dal predicato (cfr. *Alessandro apre la porta*; *Andrea regala un viaggio a Barbara*); il **dativo**, l'entità verso la quale è diretta l'attività espressa dal predicato (cfr. *Papà lancia la palla a Federico*). Ogni entrata lessicale può attivare una struttura argomentale in grado di determinare non solo il numero ma anche il tipo di argomenti implicati. In linguistica questa doppia caratteristica dei predicati viene formalizzata, rispettivamente, mediante i concetti di *selezione categoriale* (selezione-c) e di *selezione semantica* (selezione-s):

1. la capacità del predicato di restringere il tipo di argomenti che lo accompagnano è detta **selezione-s** (**selezione semantica**);

2. la **selezione-c (selezione categoriale)** consiste invece nel determinare la categoria dei complementi richiesti dai quadri di sottocategorizzazione dell'entrata lessicale in questione.

Un modo pratico per rappresentare i rapporti semantici e categoriali che si instaurano tra un predicato e la sua struttura argomentale è costituito dalla *griglia-Θ* (o *griglia tematica*), una griglia in cui vengono inseriti tutti i dati concernenti la selezione-c e la selezione-s di una data entrata lessicale. Ad esempio, il verbo *colpire* seleziona-c due SN e seleziona-s i due ruoli di Agente e di Paziente:

	AGENTE	PAZIENTE	
[colpire]v	SN	SN	(selezione-s)
			(selezione-c)

Oltre alla descrizione della selezione-s e della selezione-c operata dall'entrata lessicale, all'interno della griglia vengono inseriti anche altri tipi di informazione. Si considerino a questo proposito le seguenti frasi:

a) Andrea colpisce Matteo;
b) Andrea colpisce Matteo nel camper;
c) *Andrea colpisce;
d) *Andrea colpisce Matteo il camper.

È evidente che la struttura argomentale di *colpire* seleziona due SN, uno per l'agente ed uno per il paziente, ed eventualmente un SP aggiuntivo indicante il ruolo locativo o strumentale, ma non può ammettere la compresenza di tre SN (come in d) o di uno solo (come in c). Nella griglia tematica questi rapporti vengono resi mediante l'uso di indici referenziali sottoscritti:

a) Andrea$_i$ colpisce Matteo$_j$.
b) Andrea$_i$ colpisce Matteo$_j$ nel camper$_k$.
c) *Andrea$_i$ colpisce.
d) *Andrea$_i$ colpisce Matteo$_j$ il camper

Quindi, la griglia tematica corrispondente alla frase a) è:

AGENTE	PAZIENTE	
SN	SN	(selezione-s)
i	j	(selezione-c)
		(indici referenziali)

La griglia tematica corrispondente alla frase b) è:

AGENTE	PAZIENTE	LOCATIVO
SN	SN	SP
i	j	K

Nei casi c) e d) le frasi non sono corrette perché nella prima non vengono saturati tutti i ruoli richiesti dalla struttura argomentale del verbo, mentre nella seconda viene rispettata la selezione-s (in quanto viene introdotto il Locativo) ma non viene rispettata la selezione-c dal momento che il Locativo non vi è reso con un SP ma con un SN. Nella frase *Matteo si colpisce*, si verifica una apparente eccezione a quanto detto finora: apparentemente infatti non tutti i ruoli richiesti dal verbo vengono saturati. In realtà, le cose non stanno così, poiché *Matteo* e *si* mostrano lo stesso indice:

Matteo_i si_i colpisce:

AGENTE	PAZIENTE
SN	SN
i	i

Quando, come in questo caso, due ruoli diversi vengono attribuiti alla stessa entità si dice che queste due entità sono **coindicizzate**.

Le Regole di Formazione di Parola

L'insieme dei processi che consentono di assemblare parole dotate di struttura interna, siano esse parole composte, prefissate o suffissate, è noto come *Regole di Formazione di Parola* (**RFP**) (Scalise S., 1994):

1) nella **suffissazione**, alla destra di una base lessicale x si aggiungono uno o più suffissi e la parola derivata appartiene ad una categoria lessicale diversa (y) da quella di entrata:

$$[\ ]_x \rightarrow [\ [\ ]_x + Suf]_y$$

(Cfr. il caso di [danaro]$_N$ → [[danaro]$_N$ + oso]$_A$);

2) nella **prefissazione**, alla sinistra di una base lessicale x vengono aggiunti uno o più prefissi e la parola prefissata risultante appartiene alla stessa categoria lessicale di quella in entrata:

$$[\ ]_x \rightarrow [\ Pref + [\ ]_x\ ]_x$$

(Cfr. [mandare]$_V$ → [ri + [mandare]$_V$]$_V$);

3) nella **composizione**, vengono unite due parole appartenenti a categorie lessicali differenti e la parola composta risultante appartiene ad una categoria lessicale diversa da quelle delle due parole in entrata oppure alla categoria lessicale corrispondente ad uno dei suoi membri:

$$[\ ]_x [\ ]_y \rightarrow [\ [\ ]_x [\ ]_y\ ]_z$$

(Cfr. [capo]$_N$ + [stazione]$_N$ → [[capo]$_N$ + [stazione]$_N$]$_N$).

Le regole di formazione di parola in realtà sono molto più complesse. Un esame attento di tutte le possibilità combinatorie tra basi lessicali e morfemi grammaticali rivela infatti che nessun suffisso si applica indifferentemente ad ogni tipo di base. Quel che appare interessante è il fatto che i suffissi sembrano selezionare la base cui si applicano. Si consideri l'esempio del suffisso derivazionale -os- presente nel gruppo suffissale -oso che si applica a determinate basi per formare aggettivi (Scalise S., 1994). Questo suffisso non si può aggiungere indifferentemente ad ogni tipo di base. Non può essere infatti unito a verbi (cfr.*ritenere + oso → *riteneroso), né ad avverbi (cfr. *legalmente + oso → *legalmentoso) ma solo a nomi (cfr. armonia + oso → armonioso). Inoltre, questo suffisso non può aggiungersi ad ogni tipo di nome, ma solo ai nomi caratterizzati dai tratti inerenti [+ comune], [+ astratto] e [− animato] (cfr. fama + oso → famoso; *Andrea + oso → *Andreoso, caratterizzato dal tratto inerente [− comune]; *idraulico + oso → *idraulicoso, caratterizzato dal tratto inerente + animato; etc...). Le RFP devono dunque essere inevitabilmente ampliate con l'inserzione dei tratti inerenti e, eventualmente, contestuali della parola in entrata come di quella in uscita resi rispettivamente, in modo generico, come Tα (leggi: "tratti alfa"), Tβ (leggi: "tratti beta") e Tγ (leggi: "tratti gamma").

1bis) Suffissazione: $[\ ]X \rightarrow [[\ ]X + Suf]y$
$[T\alpha] \quad [T\alpha] \quad [T\beta]$

2bis) Prefissazione: $[\ ]X \rightarrow [\ Pref + [\ ]X\ ]X$
$[T\alpha] \quad [T\alpha]\,[T\beta]$

3bis) Composizione: $[\ ]x + [\ ]y \rightarrow [\ [\ ]x + [\ ]y\ ]z$
$[T\alpha]\ \ [T\beta] \quad [T\alpha]\ [T\beta]\ [T\gamma]$

Considerando, infine, che ogni RFP si applica ad una entrata per generare una uscita non solo dal punto di vista dell'espressione ma anche da quello del contenuto, cioè dal punto di vista semantico, è necessario formalizzare anche quest'ultima caratteristica delle RFP, in modo tale che la forma definitiva che esse devono avere è la seguente:

a) Suffissazione:
$$\begin{cases} [\ ]x \rightarrow [\ [\ ]x + Suf]y \\ [T\alpha] \quad [T\alpha] \quad\quad [T\beta] \\ \text{Semantica di } [\ ]y \\ \quad\quad [T\beta] \end{cases}$$

b) Prefissazione:
$$\begin{cases} [\ ]X \rightarrow [Pref + [\ ]x]x \\ [T\alpha] \quad\quad\quad [T\alpha]\,[T\beta] \\ \text{Semantica di } [\ ]x \\ \quad\quad [T\beta] \end{cases}$$

c) Composizione:
$$\begin{cases} [\ ]x + [\ ]y \rightarrow [\ [\ ]x + [\ ]y]z \\ [T\alpha]\ [T\beta] \quad [T\alpha]\ [T\beta]\ [T\gamma] \\ \text{Semantica di } [\ ]z \\ \quad\quad [T\gamma] \end{cases}$$

Si noti che la semantica di una RFP è di tipo composizionale, nel senso che il significato globale di una parola consiste nella somma dei significati delle sue parti.

Concludendo, riformuleremo le RFP in relazione a quanto detto nel corso del paragrafo:

1) il **processo di suffissazione** consiste nel formare una parola complessa, composta da una base dotata di una categoria lessicale x e di determinati tratti, dal confine morfologico interno e dal suffisso, appartenente ad una categoria lessicale diversa da quella di entrata e caratterizzata da tratti inerenti suoi propri. Il significato generale della parola è mutato rispetto alla base in funzione del numero e del tipo di morfemi che sono stati aggiunti;

2) il **processo di prefissazione** consiste nel formare una parola complessa aggiungendo alla sinistra della base lessicale dei prefissi che possono modificarne alcuni tratti ma non la categoria lessicale. Il significato della parola prefissata è anch'esso mutato in funzione del tipo di prefisso che è stato aggiunto;

3) il **processo di composizione**, infine, consiste nell'unire in un'unica parola complessa due o più entrate lessicali appartenenti a categorie diverse. Si noti che la parola composta può appartenere o meno alla stessa categoria lessicale di una delle parole del composto.

Più processi possono anche interagire nella formazione della medesima parola, come nel caso dell'avverbio *incredibilmente*. In un primo momento, alla base lessicale del verbo *credere* (*cred-*) vengono aggiunti, nell'ordine, il suffisso derivazionale *-ibil-* per formare un aggettivo dal verbo e il suffisso flessivo *–e* se è al singolare o *–i* se è al plurale:

$$
[\ [\text{cred-}]_V \quad
\begin{cases}
[\ [\text{cred-}]_V \quad + \quad \text{-ibil- + -e}\ ]_A \\
[\text{+transitivo}] \qquad\qquad\qquad [\text{+ potenziale}] \\
[\ \text{+ transitivo}] \qquad\qquad\qquad\qquad [\text{+ positivo}] \\
\text{"Che-può-essere-creduto-aggettivo"}
\end{cases}
$$

In un secondo momento della costruzione della parola in questione, alla forma aggettivale *credibile* viene aggiunto il prefisso *in-* per modificare il significato dell'aggettivo da positivo a negativo:

$$
[\text{credibile}]_A \quad
\begin{cases}
[\ \text{in} \quad + \quad [\text{credibile}]_A \quad]_A \\
\qquad\qquad\qquad [\text{+pot.}]\ \ [\text{+ potenziale}] \\
[\ \text{+ potenziale}] \qquad\qquad [\text{+pos.}]\ \ [\text{- positivo}] \\
[\ \text{+ positivo}] \qquad \text{"Che-}\underline{\text{non}}\text{-può-essere-creduto-aggettivo"}
\end{cases}
$$

Infine, l'aggettivo potenziale negativo viene arricchito da un ulteriore suffisso derivazionale (-*mente*) che ne modifica il significato trasformando l'aggettivo in avverbio:

[incredibile]A
    [+ potenziale]
    [+ positivo]

$\left\{\begin{array}{l} \text{[[incredibile]A + mente]Avv.} \\ \text{[+ potenziale]} \\ \text{[+ positivo]} \\ \text{"che-non-può-essere-creduto-avverbio"} \end{array}\right.$

Riepilogo

Questo capitolo è stato dedicato all'analisi dei processi morfologici che consentono di unire le unità di prima articolazione in parole (morfologia intralessicale) e di generare interi sintagmi a partire da singole parole (morfologia extralessicale). Come si è visto questi due livelli di elaborazione morfologica si compenetrano completandosi a vicenda. Dopo aver distinto tra i concetti di morfo, morfema e allomorfo, distinzione speculare a quella tracciata tra le nozioni di fono, fonema ed allofono, l'attenzione è stata rivolta alla struttura argomentale generata dalle entrate lessicali che costituisce la zona di confine tra il livello di elaborazione morfologico e quello lessicale noto come **livello morfosintattico**. L'importanza di questo livello di elaborazione intermedio risulterà ancora più evidente nella trattazione del ruolo svolto dalle entrate lessicali nella strutturazione sintattica. Infine, sono state tracciate le linee essenziali dei processi che conducono ad una buona formazione lessicale (le Regole di Formazione di Parola), distinguendo tra processi di suffissazione, prefissazione e composizione.

Capitolo 5
Competenza sintattica

Introduzione

Il livello sintattico dell'elaborazione linguistica ordina le parole in unità intermedie tra il livello morfologico e quello testuale e alla base del processo di interpretazione semantica e pragmatica: i sintagmi. La sintassi si occupa di determinare la natura dei sintagmi ed il modo in cui più sintagmi si fondono per dare luogo ad unità più complesse definite frasi. Nel corso di questo capitolo l'analisi del livello sintattico verrà inquadrata nell'ambito della Teoria dei Principi e dei Parametri, attualmente il modello più versatile e completo del funzionamento della competenza sintattica.

Come si ricorderà dall'Introduzione, centrali nella teorizzazione di un modello della competenza linguistica sono gli assunti che essa sia caratterizzata da una massiccia interazione tra lessico e modulo sintattico, quest'ultimo costituito da una struttura-p ed una struttura-s mediate da uno dei parametri della Teoria, il parametro del movimento.

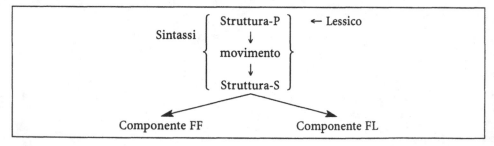

Figura 5.1. La struttura della competenza linguistica

Dopo una rapida introduzione alla Teoria dei principi e dei Parametri ed alla struttura sintagmatica delle frasi verranno presi in considerazione alcuni aspetti dell'interazione tra sintassi e lessico evidenziati dalla struttura X-Barra (vedi oltre) e infine si accennerà ai fenomeni di movimento nel passaggio dalla struttura-p alla struttura-s.

La Teoria dei Principi e dei Parametri

Uno degli scopi fondamentali della sintassi consiste nel determinare le condizioni in base alle quali una determinata combinazione di parole venga intuitivamente considerata dai parlanti come una frase ben formata in una data lingua. Si consideri il seguente esempio:

a) un gatto insegue il topo;
b) come al solito, un gatto inseguiva il topo;
c) *come al solito, un inseguiva il topo gatto.

Che cosa permette ad un parlante italiano di riconoscere immediatamente come corrette a) e b) e come scorretta la frase c)? Rispondere a questa domanda implica ipotizzare che i parlanti siano in possesso di una qualche abilità che consenta loro di elaborare in modo inconscio, automatico ed immediato le informazioni linguistiche. Come si è accennato nel capitolo introduttivo, la teoria dei principi e dei parametri si basa sull'assunto che alla base di ogni abilità linguistica umana ci sia un apparato cognitivo innato, caratterizzato dalla presenza di determinate strutture comuni a tutte le lingue che costituiscono il *centro* delle competenze linguistiche, ovvero i principi e i parametri alla base della competenza. Queste strutture comuni interagiscono con gli elementi idiosincratici delle singole lingue, la *periferia* delle competenze linguistiche ovvero il lessico ed il suo corredo fonologico. L'insieme delle strutture innate ed acquisite costituiscono la **Grammatica Universale o GU**.

Da questo punto di vista, la competenza linguistica consiste da un lato nella conoscenza innata di una serie di principi invarianti e di parametri soggetti ad una variazione limitata, dall'altro nella integrazione di questi principi e parametri con i dati provenienti dall'esperienza conoscitiva dei parlanti. Verranno di seguito introdotti alcuni dei più importanti principi e parametri individuati dalla ricerca linguistica: il principio di dipendenza dalla struttura sintattica, il principio di proiezione, il principio di reggenza, il parametro testa e il parametro del movimento.

Il Principio di Dipendenza dalla Struttura Sintattica

Le frasi di una lingua sono costituite da sequenze di parole raggruppate in categorie definite *sintagmi*, strutture sintattiche costituite da una **testa**, l'elemento principale che genera l'intera struttura sintattica, e da una serie di elementi direttamente richiesti dalla selezione-c e dalla selezione-s dell'entrata lessicale testa definiti **complementi**. Vengono definiti *sintagmi lessicali* i sintagmi generati da una testa lessicale: se la testa lessicale è un nome il sintagma corrispondente è un Sintagma Nominale (SN); se la testa è un verbo il sintagma corrispondente è un Sintagma Verbale (SV); se la testa è un aggettivo viene generato un Sintagma Aggettivale (SA); se la testa è una preposizione viene generato un Sintagma Preposizionale (SP). I *sintagmi funzionali* sono invece generati da una testa che non è lessicale ma funzionale: se la testa del sintagma è una categoria che esprime la funzione di tempo il sintagma prende il nome di Sintagma Temporale (ST); se esprime la funzione di accordo si ha un Sintagma di Accordo (SACR); se esprime la funzione di negazione, viene generato un Sintagma di Negazione (Sneg); ecc. Per comprendere fino in fondo l'importanza del principio di dipendenza dalla struttura si consideri il processo mediante il quale è possibile mutare la struttura di una frase attiva ("Il maestro batte Carlo a tennis") in modo da rendere un significato passivo ("Carlo è battuto dal maestro a tennis"). Un primo passo per poter spiegare come sia possibile trasformare una frase da attiva in passiva potrebbe essere di ipotizzare la presenza di un qualche tipo di movimento grazie al quale:

a) il complemento oggetto *Carlo* della frase attiva diventa il soggetto della frase passiva;
b) *il maestro*, soggetto della frase attiva, diventa un complemento di agente nella frase passiva;
c) il verbo subisce una trasformazione passando dall'attivo alla diatesi passiva.

Ma cosa è stato mosso in realtà? La prima parola, la seconda o la terza? Nessuna di queste possibilità riesce a dare una spiegazione efficace, dal momento che non è spostando una, due, tre o più parole che si ottiene una frase passiva da una attiva (cfr. la frase "Carlo, il fratello di mia madre, quello che vive a Londra, è stato battuto dal maestro a tennis"), ma solo spostando le unità generate dalle teste, i sintagmi appunto.

Il principio di proiezione

Il Principio di Proiezione stabilisce che le proprietà delle entrate lessicali si proiettino tramite i processi di selezione-c e di selezione-s, fino al livello sintattico e che nessun tipo di informazione morfosintattica viene persa in questa proiezione. Come conseguenza di ciò, il lessico non viene considerato come un componente separato dal resto della competenza linguistica, venendo altresì integrato in essa in virtù del ruolo dinamico che svolge nei processi di produzione e di comprensione.

Il principio di reggenza

Il concetto di reggenza si riferisce alla presenza di relazioni strutturali interne alle frasi tra determinati elementi che vengono detti reggenti, le teste lessicali, ed altri elementi che vengono retti. Ad esempio, nella frase "Il maestro punisce gli studenti di filosofia" il verbo *punire* regge il SN oggetto *gli studenti*, che a sua volta regge il SP *di filosofia* in cui la preposizione *di* regge il SN *filosofia*. Nella frase "Marco colpisce me" il rapporto di reggenza instaurato tra il verbo *colpire* ed il pronome *me* ha comportato anche una precisa scelta lessicale, dal momento che il pronome non può presentarsi al nominativo (*io*) ma unicamente nella sua forma accusativa *me*.

Il parametro testa

La posizione della testa di un sintagma in relazione ai complementi che regge costituisce uno degli elementi varianti all'interno delle strutture linguistiche: la testa di un sintagma può collocarsi alla sinistra dei complementi oppure alla loro destra. Non è possibile trovare una lingua in cui sia riscontrabile una sua differente collocazione. In italiano la testa di un sintagma si colloca sempre alla sinistra del suo complemento. Ad esempio, nel SN "Il papà di Claudio", la testa nominale *papà* si situa alla sinistra del complemento espresso dal SP *di Claudio* in cui a sua volta la testa preposizionale *di* è alla sinistra del complemento espresso dal SN *Claudio*. Nel SV "parla con Marco" la testa verbale *parla* è alla sinistra del complemento espresso dal SP *con Marco* all'interno del quale ancora una volta la testa preposizionale *con* è collocata alla sinistra del complemento *Marco*. Un esempio di lingua con testa posizionata alla destra del complemento è il giapponese in cui ad esempio nella frase *E wa kabe ni kakatte imasu* (lett: "quadro [nominativo] muro su appeso è") "Il quadro è appeso al muro", la testa verbale "kakatte imasu" ("appeso è") è alla destra del suo complemento "kabe ni" e la testa lessicale "ni" ("su") si trova alla destra del complemento del SP "kabe" qualificandosi non come preposizione ma come posposizione (cioè preposizione posta dopo e non prima del suo complemento) che regge e genera un sintagma postposizionale (Cook V.J., Newson M., 1996).

Il parametro del movimento

La presenza o assenza di movimento è un altro parametro importantissimo nella strutturazione delle lingue in quanto dà conto della serie di algoritmi grammaticali che consentono di generare una struttura-s da una struttura-p. In linea di principio, mentre la struttura-s corrisponde alla effettiva struttura sintattica che l'enunciato deve avere quando viene emesso, la struttura-p ne è la controparte logica. L'interazione tra il lessico ed i meccanismi sintattici consentono quindi, letteralmente, di mappare l'informazione ricevuta dal sistema semantico-concettuale indipendentemente da quelli che sono i vincoli sintattici di buona formazione idiosincratici delle singole lingue. Supponiamo di voler produrre la frase *Che cosa non hai mangiato?* L'informazione, concettualizzata nel sistema semantico-lessicale, viene trasferita al modulo linguistico che reperisce il materiale lessicale necessario nel lessico e lo fa interagire con il sistema sintattico. In un primo momento, la frase avrà una struttura per così dire comune a tutte le lingue, una struttura-p: [negazione] *hai -ato tu mangi- che cosa* [interrogazione]. Come si vede, nella struttura-p gli elementi funzionali sono separati dagli elementi lessicali (sulla divisione del verbo in elementi funzionali [l'ausiliare *hai* e i morfemi grammaticali *-at-o*] si veda il paragrafo "Un accenno alla natura dei sintagmi funzionali") e il complemento selezionato dal verbo è posto subito dopo di esso. Il parametro del movimento attiva una serie di regole lingua-specifiche, in questo caso della lingua italiana standard, consistenti nella eliminazione del soggetto (*tu*), nell'inserimento della negazione nella giusta posizione all'interno della frase, nella fusione del lessema verbale con l'ausiliare ed i morfemi grammaticali e nel movimento del complemento *che cosa* nella sua giusta posizione nella frase interrogativa.

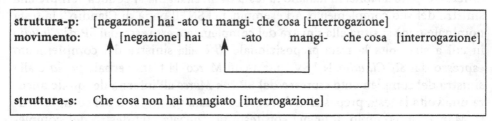

Figura 5.2. La struttura-p e la struttura-s di una semplice frase interrogativa italiana

Si noti che nonostante il movimento, la coesione originale della frase, come ad esempio il fatto che *che cosa* sia un complemento richiesto dalla selezione-c e selezione-s del verbo, viene mantenuta anche nella struttura-s grazie alla presenza di tracce, indicate con t e numerate progressivamente t1, t2, t3, t*n*, che vengono graficamente inserite a destra rispetto all'elemento mosso:

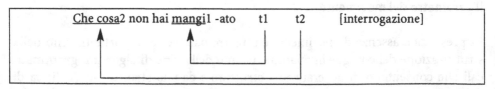

Figura 5.3. La struttura-s arricchita da marcatori logici come le tracce

A questo punto la struttura-s risultante viene trasferita ai livelli di interfaccia: nella forma fonetica riceve un pattern ritmico ascendente, perché è una domanda, e nella forma logica viene garantita la coesione della frase prodotta tramite il mantenimento degli indici referenziali, delle tracce e di altri meccanismi che marcano la posizione logica dei costituenti sintagmatici nella frase. Chiaramente, poiché quello del movimento è un parametro variabile da lingua a lingua e non un principio fisso, esistono lingue come il giapponese, in cui il parametro del movimento non è attivo e viene sostituito dall'uso di particelle adeguate allo svolgimento di determinate funzioni sintattiche.

Nozioni di analisi sintattica

La struttura delle frasi può essere descritta in due modi: con un diagramma a forma di albero chiamato **indicatore sintagmatico,** in cui vengono mostrati graficamente i livelli di dipendenza che si instaurano tra i vari sintagmi; oppure attraverso la **riscrittura parentesizzata ed etichettata** in cui i rapporti tra i sintagmi di una frase vengono resi linearmente mediante l'uso di parentesi etichettate. La frase *"Il gatto insegue il topo"* può quindi essere resa indifferentemente come in a) o come in b).

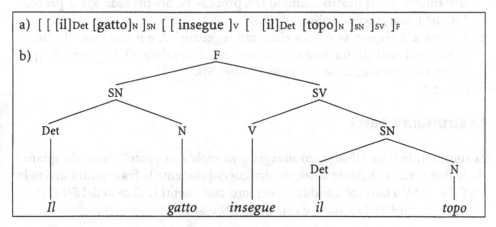

Figura 5.4. Rappresentazione schematica della struttura sintattica di una frase

La frase (F) si articola in un Sintagma Nominale (SN), a sua volta costituito da una testa (N) e da un Determinante (Det), e da un Sintagma Verbale (SV) costituito dalla testa verbale (V) e da un altro SN costituito a sua volta da un Determinante e da una testa nominale. Ogni etichetta utilizzata esprime dunque una differente **categoria sintattica e/o lessicale.** I punti in cui compare una etichetta si chiamano **nodi** dell'albero e le linee che collegano i nodi sono dette **rami.** I nodi dai quali si dipartono rami si chiamano **nodi ramificanti,** mentre i nodi che non ramificano, e che quindi sono *terminali*, sono detti **nodi non ramificanti.** Il nodo iniziale (F) costituisce la **radice** del diagramma, mentre le entrate lessicali (*il, gatto, insegue, il, topo*) ne costituiscono i **terminali.** Tra i nodi ed i livelli sintattici si possono instaurare rapporti di *dominanza, precedenza* e *reggenza*:

1) **dominanza**: un nodo A domina un nodo B se A è ad un livello superiore rispetto a B e B è in qualche modo collegato ad A. Nel caso della frase appena esaminata, per esempio, il nodo SN domina i nodi Det e N ed è dominato dal nodo F, mentre il nodo F domina tutti gli elementi della struttura. Se un nodo domina immediatamente un altro nodo, cioè se si trova immediatamente al di sopra di un altro nodo e se è collegato ad esso direttamente mediante un ramo, viene detto **padre** di quel nodo. Per esempio, il SN oltre a dominare i nodi Det e N ne è anche il padre, ma non è il padre di *il* o di *gatto*, che non gli sono immediatamente sottostanti. Analogamente, Det e N sono i **figli** del nodo SN. Due nodi dominati immediatamente dallo stesso nodo si dicono **fratelli** e quindi Det e N oltre ad essere figli del nodo SN sono anche fratelli fra loro;

2) **precedenza**: il nodo A precede il nodo B se e solo se A si trova alla sinistra di B e A non domina B né B domina A. Anche in questo caso possiamo distinguere la precedenza semplice dalla precedenza immediata: se un nodo A precede un nodo B e non c'è alcun nodo che interviene, allora A precede immediatamente B. Nel nostro esempio Det precede N; SN precede SV; V precede SN, ma F non precede nulla;

3) **reggenza**: A regge B se A è un elemento reggente e A e B sono fratelli. Tutti i costituenti retti da un nodo costituiscono il *dominio di reggenza* di quel nodo. Nel nostro caso, ad esempio, V regge SN.

La struttura X-barra

Si consideri la frase "*Il ragazzo mangia una mela con gusto*". Secondo quanto detto finora nell'indicatore sintagmatico corrispondente la frase andrà divisa in un SN e un SV a loro volta suddivisi nei loro costituenti (nel caso del SN il Det e il N; nel caso del SV la testa V e i sintagmi SN e SP):

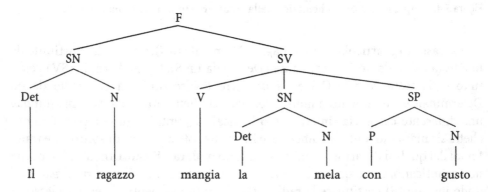

L'analisi tradizionale non tiene conto delle importanti caratteristiche del lessico di una lingua che abbiamo definito selezione-c e selezione-s. In questo caso i tratti contestuali del SN "Il ragazzo" non presentano problemi ([ragazzo]V: [+ Det ___]) mentre quelli del SV successivo "mangia la mela con gusto" ([mangiare]v: [+ ___ SN]) non ricevono una adeguata rappresentazione sintattica, poiché se il SN "*la mela*" è un complemento direttamente richiesto dal predicato bivalente *mangiare*, viceversa il SP *con gusto* è un elemento aggiuntivo che modifica l'informazione di base con l'inserzione di una informazione non indispensabile. Per questa sua caratteristica, il SP *con gusto* non può essere rappresentato nello stesso livello strutturale del complemento. La struttura sintattica tradizionale è piatta nel senso che non riesce a rendere conto del reale spessore della struttura sintattica. La **sintassi X-barra**, sviluppata nell'ambito della Teoria dei Principi e dei Parametri, fondando la sintassi su categorie che si ricollegano al lessico, prevede l'uso di indicatori sintagmatici non più piatti ma stratificati. Il punto di partenza è che ogni sintagma deve essere l'espressione di una testa:

$$SX \rightarrow \ldots X \ldots$$

(dove X è la testa, ad esempio [N, V, A, P] e SX è il sintagma che contiene quella testa [SN, SV, SA, SP])

Dal momento che il livello sintagmatico, cioè SX, ed il livello delle categorie lessicali, cioè X, non sono sufficienti a cogliere da soli tutti i dettagli della struttura sintagmatica è necessario presupporre l'esistenza di un ulteriore livello, intermedio tra i primi due, definito X' (X con una barra o *proiezione di primo livello*). Di conseguenza il livello più alto della struttura prende anche il nome di X" (X con doppia barra o *proiezione massimale*):

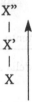

$$
\begin{array}{c}
X" \\
| \\
X' \\
| \\
X
\end{array}
$$

L'entrata lessicale X si proietta ad un livello intermedio X', definito proiezione di primo livello, fino a giungere al livello di proiezione massima X" che corrisponde al sintagma stesso (SX). Dal momento che l'entrata lessicale X determina un contesto sintattico intorno a sé, la struttura X-barra deve essere ampliata in modo da comprendere anche:

1) gli eventuali **complementi**, definiti in termini configurazionali come fratelli della testa in quanto giacenti sul suo stesso livello sintattico;
2) tutto ciò che contribuisce a determinare ulteriormente le caratteristiche dell'entrata lessicale che prende il nome di **specificatore** (come i determinanti o i quantificatori). Da un punto di vista configurazionale lo specificatore è fratello della proiezione di primo livello.

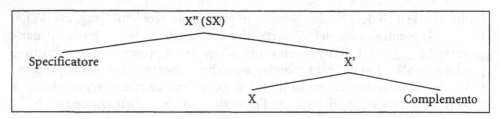

Figura 5.5. Rappresentazione schematica della struttura dei sintagmi in assenza di aggiunti

Se all'interno dei sintagmi sono presenti degli aggiunti non direttamente richiesti dalle entrate lessicali la struttura può essere espansa ricorsivamente semplicemente replicando il livello di prima proiezione (X') fino all'esaurimento degli aggiunti.

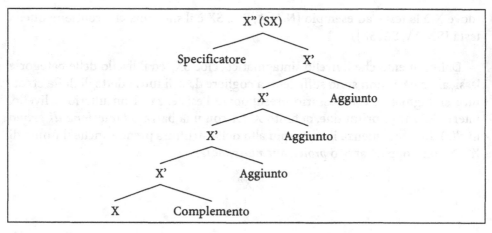

Figura 5.6. Rappresentazione schematica della struttura dei sintagmi in presenza di aggiunti

La struttura ricorsiva degli aggiunti è uno strumento potentissimo che consente di arricchire indefinitamente una frase e l'unico problema in questo senso è presentato dalla limitatezza della memoria di lavoro[1] che deve mantenere attiva l'informazione ricevuta per tutto il tempo in cui dura l'emissione dell'enun-

---

[1] Per "memoria di lavoro" (o *working memory*) si intende una parte della memoria che viene usata per mantenere ed integrare le informazioni per un tempo limitato. Se queste risultano essere molto importanti e se vengono attivati processi di ripasso dell'informazione immagazzinata nella memoria di lavoro, allora vengono inviate al magazzino della memoria a lungo termine, in cui possono rimanere immagazzinate per periodi più o meno lunghi.

ciato. Di conseguenza, maggiore è la lunghezza di un enunciato, maggiore è il lavoro a carico della memoria di lavoro e più alta è la probabilità che l'informazione non venga mantenuta in modo adeguato per portare ad una completa comprensione di quanto ascoltato. Un esempio di aggiunto ricorsivo molto usato è il processo di **relativizzazione**, consistente nella inserzione di più proposizioni relative successive, mediante le quali è possibile arricchire indefinitamente il flusso informativo con informazioni nuove:

Marco è stanco   →   Marco, **che** è il fratello di Maria **che** è la proprietaria della scuola **di cui** ti ho parlato, è stanco.

Mediante l'applicazione dei principi costitutivi di ogni lingua, dei parametri soggetti a limitata variazione tra le lingue e della struttura X-barra è quindi possibile rappresentare in modo efficace la reale struttura stratificata delle frasi di qualsiasi lingua. Fin qui la teoria, passiamo ora a considerare i risvolti pratici di quanto detto considerando la struttura dei sintagmi lessicali (sintagmi nominali, sintagmi verbali, sintagmi aggettivali e sintagmi preposizionali).

La struttura dei sintagmi verbali (SV o V″)

Si consideri il SV presente nella frase *La mamma di Carlo corre a casa per cena.* I tratti contestuali del verbo *corre* ([correre]V : [+ ___ SP]) selezionano-c il SP *a casa* assegnandogli il ruolo tematico di meta (selezione-s) ma non richiedono necessariamente la presenza di un ulteriore SP rappresentato in questo caso dal sintagma *per cena.* L'analisi tradizionale, trascurando la natura lessicale delle relazioni sintattiche, assegna a questo SV una struttura piatta:

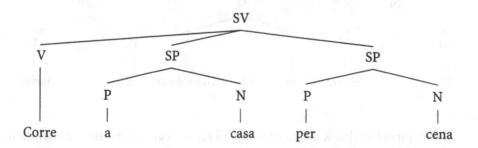

Questo schema non distingue la relazione necessaria che vincola la testa verbale *corre* ed il suo SP *a casa* da quella facoltativa che unisce il verbo *corre* al SP *per cena.* L'applicazione dello schema X-barra consente di superare questo problema assumendo che le proprietà della testa verbale si trasferiscano (si proiettino) a tutto il costituente che viene quindi descritto nella sua reale complessità:

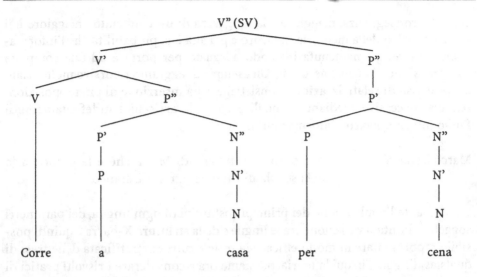

La struttura dei sintagmi nominali (SN o N")

Analogo discorso vale per i sintagmi nominali. Si consideri ad esempio il SN nella parte iniziale della frase *L'esame di Glottologia di giovedì è sospeso*. In questo caso, la testa nominale *esame* seleziona-c il SP *di Glottologia* mentre il SP *di giovedì* è un aggiunto non direttamente richiesto dalla entrata lessicale. L'analisi tradizionale si limita ancora una volta a rappresentare una struttura piatta e non stratificata come in realtà essa è:

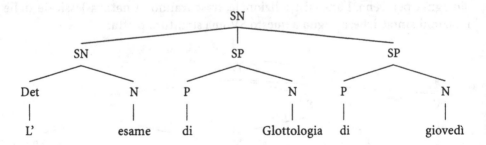

Al contrario l'analisi X-barra consente di stratificare la struttura mettendo in evidenza il vincolo che lega la testa nominale con il suo complemento (*l'esame di Glottologia*) rispetto al vincolo che la lega all'aggiunto (*di giovedì*):

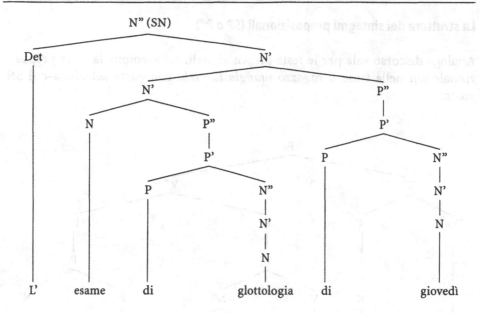

La struttura dei sintagmi aggettivali (SA o A")

Si consideri il sintagma aggettivale presente nella frase *Marco è molto contento per l'esame*. La testa aggettivale *contento* seleziona-c il SP *per l'esame* ([contento]A : [+ _____ SP]). La struttura X-barra riesce a descrivere bene questa situazione:

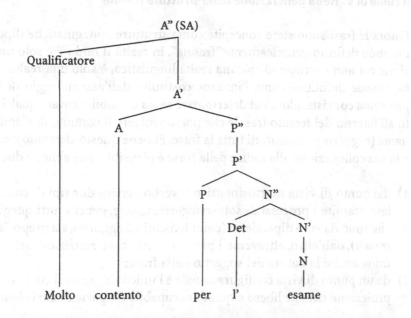

La struttura dei sintagmi preposizionali (SP o P″)

Analogo discorso vale per le teste preposizionali. Ad esempio, la testa preposizionale *con* nella frase *il ragazzo mangia la mela con gusto* seleziona-c il SN *gusto*:

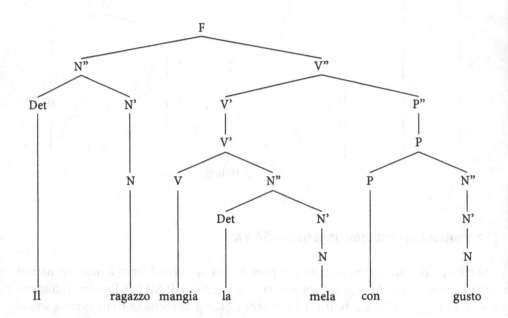

Il ruolo di V″ nella generazione della struttura frasale

Finora le frasi sono state concepite come strutture sintagmatiche dipendenti da un nodo definito genericamente "frasale". In realtà il nodo F è solo una convenzione cui non corrisponde alcuna realtà linguistica, è solo una realtà puramente funzionale definibile come l'insieme costituito dall'assemblaggio delle parti. Il problema consiste allora nel determinare se sia possibile trovare qualche elemento all'interno del tessuto frasale che possa svolgere il compito di elemento scatenante (*triggering element*) di tutta la frase. Ebbene questo elemento c'è, è il verbo, e la sua collocazione alla radice della frase è plausibile per almeno due motivi:

1) dal punto di vista morfosintattico il verbo genera due tipi di contesti: da un lato, tramite i processi di sottocategorizzazione, genera tutti quegli elementi che sono da esso dipendenti (complementi ed aggiunti, sia preposizionali che frasali), dall'altro, attraverso i processi noti come restrizioni selettive, determina anche la natura del soggetto della frase;
2) da un punto di vista configurazionale è l'unico sintagma il cui livello di prima proiezione rimane libero e quindi occupabile da parte di altri elementi.

Alla luce di queste considerazioni, la frase "Marco mangia la minestra la sera con la madre" in cui sono presenti i due aggiunti *la sera* e *con la madre* non dipende più da un non meglio specificato nodo F ma alla proiezione di V":

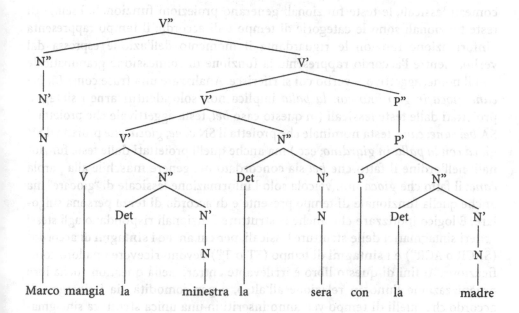

Una delle conseguenze più interessanti di questa nuova concezione della frase è che ogni elemento al suo interno è descrivibile non solo in termini intuitivi, ma anche e soprattutto in termini configurazionali: il soggetto della frase è un elemento direttamente richiesto dalla struttura-s della testa verbale (ma non dalla sua struttura-c), si inserisce nella posizione di specificatore di V" e si configura come fratello della proiezione di primo livello V'; il cosiddetto "complemento oggetto" di una frase è un elemento direttamente richiesto dalla struttura-s e dalla struttura-c della testa verbale, si inserisce nella posizione di complemento di V" e si configura quindi come fratello della testa V.

Un accenno alla natura dei sintagmi funzionali: il caso del tempo e dell'accordo verbale

Assodato che la frase è il frutto dell'elaborazione all'interno di una complessa struttura regolata da principi interattivi e che la testa verbale vi gioca un ruolo fondamentale, rimane da analizzare cosa si intenda esattamente per testa verbale. Prendiamo un verbo come *capisce* ([# capisc + e #]V), costituito da due soli morfi esprimenti una varietà di morfemi diversi: il significato lessicale di "capire" ed i significati "funzionali" di "presente", "singolare", "terza persona", "attivo". Il problema che si pone è dunque determinare se la struttura frasale venga generata dal lessema, dai morfemi funzionali oppure dall'insieme di essi. Come si è accennato, non ci sono solamente teste lessicali ma anche teste funzionali che non hanno valore lessicale ma funzionale. Come le teste lessicali proiettano contesti lessicali, le teste funzionali generano proiezioni funzionali. Esempi di teste funzionali sono le categorie di tempo e di accordo: il tempo rappresenta l'informazione funzionale riguardante il momento dell'azione espressa dal verbo, mentre l'accordo rappresenta la funzione di connessione grammaticale con il nome, aggettivo o verbo cui si riferisce. Analizzare una frase come *Un bel cane gioca in giardino con la palla* implica non solo identificarne i sintagmi proiettati dalle teste lessicali (in questo caso *bel*, testa aggettivale che proietta il SA *bel cane*; *cane*, testa nominale che proietta il SN *cane*; *gioca*, che proietta il SV *gioca con la palla in giardino*; ecc.) ma anche quelli proiettati dalle teste funzionali: nell'ordine il fatto che *bel* sia concordato nel genere maschile alla parola *cane*; il fatto che *gioca* non veicola solo l'informazione lessicale di "giocare" ma anche quella funzionale di tempo presente e di accordo di terza persona singolare. È logico ipotizzare che anche le strutture funzionali rispondano agli stessi criteri sintagmatici delle strutture lessicali, per cui anche i **sintagmi di accordo**[2] (SACR o ACR") e i **sintagmi di tempo** (ST o T") devono ricevere una loro codificazione. Ai fini di questo libro è irrilevante entrare nella questione della loro organizzazione l'uno in relazione all'altro, e per comodità sia i sintagmi di accordo che quelli di tempo verranno inseriti in una unica struttura sintagmatica funzionale definita **Sintagma Flessivo** (abbreviato SF o **Fless**") dotata di una normale struttura X-barra:

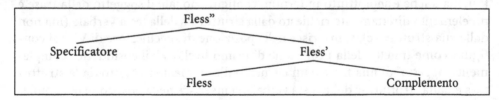

Figura 5.7. Rappresentazione della struttura X-barra del sintagma flessivo

Mentre a livello di struttura-s in italiano le frasi mostrano i morfemi flessivi indicanti i valori funzionali di tempo e di accordo uniti alle basi lessicali, a livel-

---

[2] In realtà, in italiano oltre all'accordo nome verbo sono presenti anche altri tipi di accordo: l'articolo, il nome e l'aggettivo si accordano infatti tra loro per genere e numero:
  a) Un cane viene vicino a noi;
  b) Quel bel ragazzo gioca a tennis;
  c) Tuo padre è simpatico;
  d) Tua madre è simpatica;
  e) Ecc.

lo di struttura-p i morfemi flessivi e i lessemi vengono elaborati separatamente. Inoltre, poiché la proiezione funzionale Fless" domina le proiezioni lessicali, è lecito considerare V", che a sua volta domina tutte le altre proiezioni lessicali, come il complemento della testa funzionale Fless secondo lo schema:

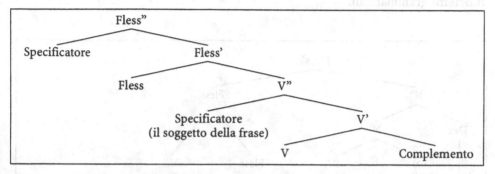

Figura 5.8. Rappresentazione schematica della struttura-p di una frase dichiarativa attiva italiana

Si consideri la frase *Il maestro di Marco è andato a scuola*. La selezione-c del lessema verbale ([# and + ___ #]: SA) richiede la presenza del SP *a scuola* mentre la sua selezione-s richiede che a questo SP venga assegnato il ruolo di Locativo. L'ausiliare e i morfemi grammaticali del verbo (*è ...ato*) ricevono una elaborazione separata da quella richiesta dalle entrate lessicali.

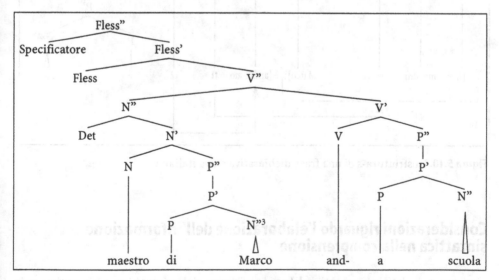

Figura 5.9. La struttura-p di una frase dichiarativa attiva italiana

---

[3] D'ora in poi le strutture sintattiche già note verranno semplificate con il segno △ .

Poiché nelle frasi realmente prodotte i morfemi grammaticali non sono anteposti alla frase nella sua interezza (non è possibile dire *è –ato il maestro di Marco and- a scuola) il passaggio dalla struttura-p alla struttura-s consiste nello spostamento del soggetto dalla sua posizione di specificatore di V" alla nuova posizione di specificatore di Fless" e nella "risalita" di V fino a fondersi con i morfemi grammaticali.

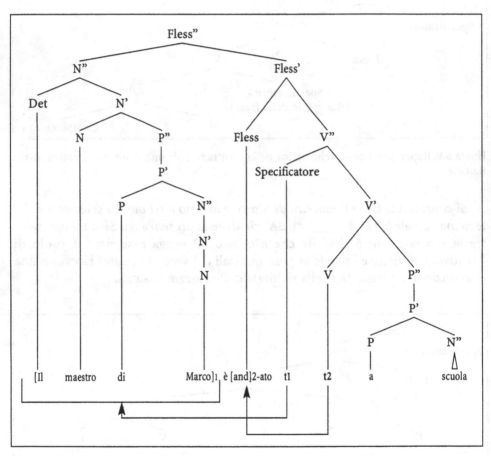

Figura 5.10. La struttura-s di una frase dichiarativa attiva italiana

Considerazioni riguardo l'elaborazione dell'informazione sintattica nella comprensione

Una serie di dati importanti sul funzionamento del meccanismo sintattico nei processi di comprensione viene dagli studi effettuati sulla comprensione di frasi sintatticamente ambigue. Un esempio di frase sintatticamente ambigua può essere *Vedo un uomo col binocolo*, in cui il P" *col binocolo* può indifferentemente essere inserito come complemento di *un uomo* (nel senso di *Vedo un uomo che ha un binocolo*) oppure come aggiunto di V" (nel senso di *Con il binocolo posso vedere un uomo*). Solamente il contesto consente di disambiguare una frase del genere, cioè di selezionarne il significato corretto. Oppure no? Gli studi in questo senso hanno permesso di constatare che nel processo di disambiguazione sintattica un ruolo fondamentale è svolto anche dalle conoscenze sintattiche dei parlanti.

Determinate strutture sintattiche sembrano avere una soglia di attivazione maggiore di altre e quindi vengono comprese più velocemente e senza alcuno sforzo, a volte senza neppure la consapevolezza di aver compreso una frase dalla natura ambigua. Se però il significato di una frase ambigua selezionato dal parlante non coincide con quello usuale dalla soglia di attivazione maggiore, dopo una prima elaborazione automatica della struttura sintattica e dopo la constatazione della inadeguatezza del significato elaborato, il *parser* (cioè l'elaboratore sintattico) è costretto a fermare l'elaborazione dei sintagmi successivi e a rielaborare quello ambiguo alla ricerca della struttura sintattica in grado di veicolare il significato adeguato al contesto. Comprendere una frase ambigua implica dunque l'attivazione di informazioni di tipo semantico (per quanto riguarda l'elaborazione del significato linguistico della frase), pragmatico (per quanto riguarda l'elaborazione del significato contestuale dell'enunciato) e sintattico (per quanto riguarda la scelta dei significati più probabili di una frase sintatticamente ambigua).

È possibile immaginare l'inclusione delle parole udite o lette all'interno di una struttura sintattica come un processo a più stadi (Frazier L., 1987). In un primo momento l'elaboratore sintattico inserisce le nuove parole postulandone solo i nodi che vengono normalmente attivati e non quelli potenzialmente non necessari, ad esempio, nel caso della frase "Vedo un uomo col binocolo", l'attivazione più normale e quindi più immediata è quella che considera *col binocolo* come complemento di N" *un uomo*. In seguito, se la frase non è adeguatamente compresa, vengono prese in considerazione ramificazioni meno frequenti e di conseguenza meno probabili. Frazier distingue in particolare due criteri: il **minimal attachment**, letteralmente "attacco minimo", regola l'iniziale attivazione dei nodi più frequenti, mentre il secondo, il **late closure**, una sorta di "inserzione successiva", organizza le successive ramificazioni.

Si consideri ad esempio la frase inglese "The horse raced past the barn fell" ("Il cavallo corso oltre la siepe cadde"). Questa frase in inglese è difficile da comprendere per la sua struttura sintattica poiché nel momento in cui l'ascoltatore riceve la sequenza *the horse raced past the barn* ("il cavallo corso oltre la siepe ...") automaticamente riconosce in *raced* un passato e di conseguenza la struttura-s della frase viene analizzata come mostrato nella Figura 5.11.

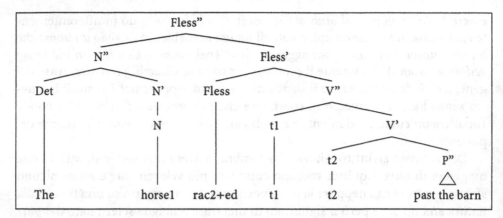

Figura 5.11. Struttura-s della frase *The horse raced past the barn* "Il cavallo oltrepassò la siepe"

Nel momento in cui viene ricevuto anche il verbo *fell* ("cadde") l'elaboratore sintattico deve rielaborare la frase, assegnando a *raced* il valore di participio passato che introduce un aggiunto della testa nominale *horse* e a *fell* il valore di testa verbale della frase intera, come mostrato nella Figura 5.12.

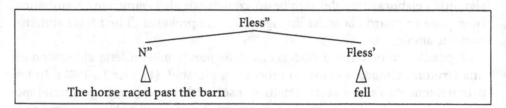

Figura 5.12. Riformulazione sintattica dopo che l'intera informazione è stata ricevuta

Riepilogo

Oggetto di questo capitolo è stata la descrizione del livello di elaborazione sintattica. Dopo aver introdotto alcuni dei concetti fondamentali della Teoria dei Principi e dei Parametri, l'attenzione è stata rivolta alla definizione del concetto stesso di struttura sintattica come si è venuta delineando all'interno del quadro teorico rappresentato dalla teoria X-barra, basata sull'assunto che i sintagmi siano in realtà proiezioni delle caratteristiche contestuali richieste dalle teste lessicali o funzionali. Si è visto infine come questo spostamento dell'attenzione "dall'alto verso il basso", cioè dalla struttura sintattica verso le entrate lessicali, al "basso verso l'alto", dalle entrate lessicali alla struttura sintattica, sia probabilmente l'unico in grado di spiegare numerosi fenomeni tra cui quello dell'ambiguità sintattica e quindi semantica di certe frasi.

Capitolo 6
Semantica

Introduzione

La semantica viene generalmente concepita come lo studio del significato. Senza dubbio questa definizione preliminare è corretta, tuttavia ciò non implica che sia anche adeguata. Che cosa si intende, infatti, con il termine "significato"? Le risposte possono essere varie, talvolta perfino contrastanti fra di loro. Per **significato grammaticale** si intende il significato esprimibile da elementi morfologici come i morfemi derivazionali o flessionali. Ad esempio, il significato grammaticale dell'entrata lessicale "amabile" deve il suo significato globale "che può essere amato/ -a, aggettivo potenziale, singolare" all'unione del morfema lessicale [# am- + ___ #] con il morfema derivazionale [# ___ + abil + ___ #], che gli conferisce una sfumatura potenziale e che trasforma il verbo in aggettivo, e con il morfema flessivo [# ___ + ___ + -e #] che gli dà l'ulteriore significato di singolare. Il **significato componenziale** corrisponde invece all'insieme dei tratti semantici che compongono il significato globale di una entrata lessicale. L'analisi che viene condotta per individuare questi tratti è nota come analisi componenziale. Ad esempio, il significato globale di una parola come "uomo" è il prodotto dell'interazione tra il significato grammaticale del morfema [# ___ + -o #] e l'insieme dei tratti semantici che compongono il significato della base [# uom + ___ #]. Esattamente come i tratti distintivi fonologici e i tratti inerenti morfologici, anche i tratti semantici vengono determinati in base alla presenza/assenza di un determinato tratto secondo una formalizzazione di tipo binario per cui il concetto veicolato dalla parola "uomo" è ad esempio scomponibile nei tratti /+UMANO/, /+MASCHILE/, ecc. La distinzione tracciata da Frege (1892) tra *riferimento* e *senso* presenta una ulteriore distinzione riguardo a quello che si possa intendere con il termine "significato". Il *riferimento* (**significato denotazionale** o referenziale) corrisponde al referente, cioè a ciò cui il segno linguistico effettivamente si riferisce. Il significato denotativo della parola *casa* è ad esempio quello di "abitazione umana fornita di tetto, pareti, pavimento, porte, finestre". Con il termine *senso* (**significato connotativo**) si intende un significato non oggettivo ma soggettivo, corrispondente alla gamma di sensazioni ed associazioni che un dato segno suscita in chi lo interpreta. Ad esempio, il significato connotativo della parola *casa*, il suo senso, può essere quello di "dolce posto in cui vivere". Chiaramente riferimento e senso partecipano in ugual misura alla nozione di significato di un segno. Per **significato contestuale**, si intende l'insieme dei nessi semantici che possono essere tratti nel corso di una conversazione o della lettura di un testo scritto sulla base dei significati linguistici espressi dagli enunciati. Ad esempio, il concetto associato alla parola *casa* muta in relazione alla casa di cui si sta parlando: casa mia, casa tua, ecc. Infine, per **significato extralinguistico** si intende l'insieme dei significati non linguistici che devono la loro comprensione ad una serie di conoscenze non linguistiche derivanti dalla esperienza e dal bagaglio culturale dei parlanti. Il significato linguistico dei pronomi personali di seconda persona singolare (*tu*) e di terza persona singolare femminile (*lei*) è ben diverso dal significato sociale che questi stessi pronomi rivestono: dare del *tu* può implicare infatti a seconda dei casi una certa confidenza o impudenza, mentre dare del *lei* implica una forma di rispetto o comunque di scarsa familiarità.

A questo punto, il problema diventa determinare quale sia effettivamente l'ambito della semantica: quale tipo di significato, quale aspetto della competenza semantica debba essere l'oggetto del suo studio. Da un punto di vista operativo, l'obiettivo della semantica deve essere lo sviluppo di una teoria in grado di descrivere in modo completo ed efficace come i parlanti di una data lingua codifichino il contenuto di un enunciato, come riescano a dare giudizi circa il contenuto semantico di più enunciati così da poter affermare che due frasi sono parafrasi l'una dell'altra oppure che sono vere o che sono contraddittorie o, ancora, che da una ne possa conseguire un'altra.

All'interno della lista dei significati esprimibili, quelli che possono effettivamente costituire un ambito di studio per la semantica sono il significato connotativo, quello denotativo e quello contestuale, ma non solo: il significato composizionale è a tutti gli effetti un ponte diretto tra lo studio del lessico, inteso ad ampio raggio, e l'analisi sintattica. Dall'ambito di studio della semantica vanno invece scartati il significato grammaticale, chiaramente oggetto della morfologia, e il significato extralinguistico e contestuale degli enunciati, che in quanto tale è uno degli oggetti di studio della pragmatica.

Ricapitolando, la semantica si è andata configurando non come lo studio di un determinato aspetto del significato a scapito di un altro, ma come lo studio della **competenza semantica** concepita come la capacità innata di emettere giudizi fondati riguardanti: la veridicità degli enunciati in relazione alla realtà esterna cui si riferiscono; la capacità di denotare e connotare i diversi aspetti del mondo che ci circonda; la capacità di trarre inferenze; la capacità di intuire i nessi semantici a più livelli, all'interno delle entrate lessicali, all'interno del lessico e all'interno di un contesto frasale.

La semantica delle entrate lessicali

Pur essendo un componente parzialmente acquisito, il lessico riveste un'importanza straordinaria all'interno delle competenze grammaticali, situandosi all'incrocio di tutte le sottocomponenti della competenza linguistica. Da un lato intesse rapporti strutturali con i livelli fonologico e morfologico, dall'altro estende la propria influenza sui livelli "superiori", rappresentate dalla sintassi e dalla semantica. Per questa sua natura, il lessico è quindi anche oggetto di studio di un settore della semantica, la *semantica lessicale*, a sua volta suddivisibile in una semantica intralessicale, che si occupa di come sia organizzata l'informazione semantica all'interno delle parole, e in una semantica interlessicale, che analizza i rapporti semantici fra parole nel lessico di una lingua.

La semantica intralessicale

Come l'informazione semantica venga strutturata all'interno delle entrate lessicali è un problema in parte ancora aperto. La teoria che ha prevalso per quasi duemila anni è stata quella introdotta da Aristotele secondo cui gli uomini sono in grado di esprimere giudizi riguardo al mondo che li circonda mediante un processo di categorizzazione della realtà in elementi concettuali definiti categorie. Secondo la teoria aristotelica e i suoi più recenti sviluppi, le categorie condividono le seguenti caratteristiche:

1) sono non strutturate ma monolitiche: il concetto di UOMO corrisponde alla categoria "uomo" e basta, dal momento che non è possibile che uno sia più uomo di un altro;
2) hanno confini precisi: il concetto di UOMO è nettamente separato da quello di CANE o ORTAGGIO e la correlazione o meno di una categoria con un concetto è esprimibile mediante una semplice operazione logica del tipo "un UOMO è un *uomo*"; "un CANE non è un UOMO"; "ANTONIO è un *uomo*";
3) sono caratterizzate da determinate proprietà che possono essere necessarie oppure accessorie: il concetto di UOMO è definito dalla caratteristica necessaria di essere un ANIMALE, dalla caratteristica accessoria di essere più o meno ALTO, o GRASSO, ecc.

Numerose ricerche, come quella condotta da Berlin e Kay (1969) riguardo alla capacità umana di distinguere verbalmente i colori in relazione alla cultura di appartenenza e quella di Labov (1977) sulla capacità di discriminare tra oggetti simili, hanno permesso di determinare che le categorie non sono dotate di confini netti poiché un oggetto viene riconosciuto come appartenente ad una determinata categoria in modo direttamente proporzionale alla sua vicinanza ad un valore ottimale relativo alla categoria in questione. Tra gli approcci che sono stati tentati per spiegare le modalità di elaborazione semantica, verranno nel paragrafo seguente esaminate la **teoria della semantica componenziale,** secondo cui i significati associati alle parole sono in realtà concetti complessi formati dall'unione di più concetti semplici ed universali, e la **teoria dei prototipi,** una delle teorie di tipo rappresentazionale secondo cui i significati delle parole sono direttamente legati alle rappresentazioni mentali che i parlanti hanno dei concetti da esse veicolati.

L'approccio componenziale al significato denotazionale

L'idea che i significati delle parole siano elaborati come strutture complesse composte di elementi minimi universali, concepita da Leibniz e rielaborata da Hjelmslev (1943, 1981), è stata introdotta nel quadro della teoria della Grammatica Generativa da Katz e Fodor (1963) e in seguito rielaborata nei termini dei quadri di sottocategorizzazione da Chomsky (1965). L'obiettivo della semantica componenziale è dunque quello di analizzare il significato denotativo veicolato dai lessemi delle entrate lessicali scomponendolo nelle sue parti significative minime, i **semi,** esattamente come nell'analisi in tratti distintivi in fonologia e come nell'analisi in tratti inerenti in morfologia. Il principio è lo stesso e i tratti semantici vengono resi mediante l'opposizione binaria di presenza/assenza, rispettivamente rese un + o un -, di un determinato tratto (i tratti vengono resi in maiuscolo ed inseriti tra parentesi oblique). A differenza dell'analisi in tratti fonologica e morfologica, in quella semantica è possibile avere anche tratti non binari a più valori che implicano le diverse sfumature che un determinato significato può assumere. Ad esempio, il tratto /PENETRABILE/ può essere applicato a tre gradi diversi di penetrabilità dal momento che una data sostanza può non solo essere penetrabile o meno, ma può esserlo anche in modo maggiore o minore rispetto ad un'altra sostanza a seconda che sia solida (/1 PENETRABILE/), liquida (/2 PENETRABILE/) o gassosa (/3 PENETRABILE/) (Berruto G, 1997).

Ogni lessema è dunque analizzabile in semi ed è opponibile ad altri lessemi per caratteristiche oggettive. *Uomo* differisce da *donna* per il tratto /+ MASCHIO/, mentre condivide con *donna* i tratti /+UMANO/ e /+ADULTO/. Anche i significati espressi dai verbo possono essere scomposti in semi come nel caso del verbo *uccidere,* analizzabile come *uccidere* /(X CAUSA) (Y DIVENTA) (NON VIVENTE)/ o *sollevare* /(X CAUSA) (VERSO ALTO) (MUOVE Y)/. L'interpretazione componenziale della struttura semantica delle parole può essere estesa al significato veicolato da frasi intere per mezzo della somma dei tratti che compongono le singole parole all'interno delle frasi. Un effetto dell'organizzazione composizionale del significato lessicale è dato dalla presenza di un effetto di facilitazione lessicale noto come **priming:** una entrata lessicale viene reperita più velocemente se condivide uno o più semi con parole precedentemente presentate. Se ad esempio nel corso di una conversazione viene enunciata la parola *cane* i tempi di riconoscimento lessicale di parole ad essa semanticamente collegate, come ad esempio *canile, guinzaglio* o *abbaiare,* si abbreviano significativamente.

La teoria dei prototipi

Secondo la **teoria dei prototipi** (Hampton J.A., 1995; Rosch E., 1975; Rosch E. e Mervis C.B., 1975), le categorie semantiche non sono assimilabili ad entità dai confini netti, essendo all'opposto caratterizzate da concetti che possono essere più o meno rappresentativi di un modello mentale che i parlanti hanno in relazione ad una data categoria. I concetti modello vengono definiti *prototipi*, i concetti più vicini ad un prototipo sono definiti concetti prototipici, mentre i concetti più distanti da esso sono non prototipici. Ogni concetto viene quindi categorizzato in base alla sua maggiore o minore somiglianza al prototipo della categoria semantica cui appartiene. Si prenda ad esempio la categoria concettuale UCCELLO: secondo la teoria dei prototipi ogni parlante dispone di una immagine ideale corrispondente all'idea di "uccello" e tanto più una parola associata all'idea di uccello si avvicina a quell'immagine ideale tanto più facilmente e velocemente sarà elaborata. Un effetto del rapporto di somiglianza che intercorre tra item presentato in un contesto e prototipo presente nella mente è il cosiddetto *effetto di tipicalità* (*typicality effect*) consistente nella maggiore velocità ed accuratezza mostrata nel categorizzare i membri prototipici di una categoria semantica rispetto a quelli non prototipici. Ad esempio, la determinazione della categoria semantica cui appartiene la parola "canarino" (categoria "uccelli") viene elaborata in modo più veloce ed accurato rispetto alla determinazione della categoria semantica cui appartiene la parola "pinguino". Rosch (1975) ha verificato l'applicabilità di questa teoria a varie categorie (MOBILI; VEICOLI; UCCELLI; SPORT) riscontrando in ciascun caso l'effetto di tipicalità.

La semantica interlessicale: i rapporti semantici fra le entrate lessicali

Le entrate lessicali di una lingua instaurano fra di loro complessi rapporti semantici di convergenza (in relazione al tipo di significato che esprimono [omonimia, polisemia] oppure in relazione ai rapporti di somiglianza semantica [sinonimia, iponimia, iperonimia]) e di divergenza (come l'antinomia):

1) tra due parole si instaura un rapporto di **omonimia** quando pur condividendo la stessa forma si riferiscono a cose diverse, hanno cioè diverso referente. I rapporti di omonimia possono essere parziali o totali. Si parla di rapporto di omonimia totale quando due parole condividono sia la stessa forma grafica che la stessa forma fonologica. Le parole *riso* "l'atto di ridere", *riso* "participio passato di "ridere" e *riso* "un tipo di cereale" hanno ad esempio la stessa veste fonologica e grafica ma significati diversi. Si parla di rapporto di omonimia parziale se riguarda unicamente la veste grafica, nel qual caso si parla di *omografia* e le parole con gli stessi grafemi vengono dette *omografe*, o quella fonologica, nel qual caso si parla di *omofonia* e le parole unite da

questo vincolo sono dette *omofone*. In italiano le parole omonime sono anche omografe ma non necessariamente omofone: ad esempio le parole *pesca* /'peska/ "tipo di frutto" e *pesca* /'peska/ "atto di pescare" pur essendo omografe non sono omofone;

2) mentre l'omonimia è una proprietà che accomuna più parole, la **polisemia** è la capacità intrinseca di una parola di esprimere più significati. Si pensi ad esempio al caso della parola *testa* che può significare sia la parte superiore del corpo che la parte iniziale di qualcosa e che è per questo detta polisemica.

Il confine tra i rapporti di omonimia e di polisemia non è affatto netto. Nulla sembrerebbe vietare infatti di considerare *testa* non una sola parola con più significati, cioè polisemica, ma semplicemente come omonima di un'altra parola *testa* che veicola un significato differente. Lo stesso discorso potrebbe valere per la parola *riso*: cosa induce a pensare che esistano nel lessico italiano due distinte parole che hanno accidentalmente la stessa forma? Non sarebbe possibile considerare anche *riso* come una parola polisemica anziché come una coppia di parole omonime? Per risolvere questo problema sono stati proposti vari criteri, nessuno dei quali per la verità è completamente esente da critiche. Secondo un criterio di natura etimologica termini con forma uguale ma significati diversi dovrebbero essere considerati omonimi e non polisemici se da un punto di vista etimologico hanno origini diverse: quindi, vista l'origine diversa della parola *riso* che indica l'atto di ridere e della parola *riso* che indica il cereale è possibile stabilire che non si tratta in questo caso di una sola parola con più significati ma di due parole diverse che solo per caso condividono la stessa forma e sono perciò omonime. Un altro esempio di omonimia è costituito dalle parole *saggio* "sapiente" (dall'antico francese *sage*) e *saggio* "studio, ricerca, prova teatrale" (dall'inglese *essay*). Viceversa, la parola *testa* con il significato anatomico e la parola *testa* con il significato di parte iniziale di qualcosa vanno considerate non due parole diverse, ma una sola parola di natura polisemica. Un secondo criterio per determinare la natura polisemica o omonima dei rapporti semantici tra parole consiste nel determinare la somiglianza tra i significati espressi: se ad una sola parola sono associati diversi significati tra loro connessi la parola è polisemica; se invece ad una parola sono associati diversi significati completamente diversi tra di loro, ci si trova di fronte a due o più parole diverse accidentalmente omonime;

3) il rapporto di **sinonimia** è l'inverso di quello di omonimia: se in quest'ultima due parole uguali nella forma esprimono contenuti differenti, il rapporto di sinonimia implica la presenza di due parole diverse nella forma ma uguali per contenuto, come ad esempio nella coppia di parole *pietra/sasso*. Mentre casi di sinonimia totale non sono molto frequenti e vanno più che altro ricercati in coppie di parole caratterizzate dalla presenza di varianti fonologiche libere come *tra/fra*, *devo/debbo*, i casi di sinonimia parziale, caratterizzati

dalla presenza di parole fonologicamente diverse ma che esprimono quasi lo stesso significato, sono relativamente frequenti come nel caso di coppie del tipo *gatto/micio* oppure *papà/babbo*;

4) tra i significati veicolati da due o più parole è possibile individuare una gerarchia che instaura dei veri e propri rapporti di dipendenza di alcuni significati rispetto ad altri. In questo caso si distingue tra rapporti di iponimia e di iperonimia: l'**iponimia** è il rapporto di dipendenza che si instaura tra il significato veicolato da una o più entrate lessicali rispetto a quello veicolato da altre entrate lessicali secondo il concetto di inclusione per cui "X è un tipo di Y" perché X è incluso in Y; al contrario l'**iperonimia** è il rapporto di "dominanza" che il significato veicolato da una o più entrate lessicali instaura rispetto a quello veicolato da altre entrate lessicali, secondo il rapporto "Y comprende X". Il rapporto che lega il significato di PESCA /'peska/ e il significato di FRUTTO è che PESCA è iponimo di FRUTTO (perché il concetto di pesca è incluso in quello di frutto), mentre FRUTTO è iperonimo di PESCA (perché il concetto di frutto include quello di pesca); ASPIRAPOLVERE è iponimo di ELETTRODOMESTICO (perché il concetto di aspirapolvere è incluso in quello di elettrodomestico), mentre ELETTRODOMESTICO è iperonimo di ASPIRAPOLVERE (perché il concetto di elettrodomestico include quello di aspirapolvere); SCAPOLO è iponimo di UOMO (perché il concetto di scapolo è incluso in quello di uomo), mentre UOMO è iperonimo di SCAPOLO perché il concetto di uomo include quello di scapolo). Se due o più parole instaurano un rapporto di iponimia rispetto ad un'altra parola vengono dette *co-iponime*, come nel caso dei termini *mela*, *pera*, *pesca*, *banana* che sono tutti co-iponimi di *frutto*;

5) se tra due parole si instaura un rapporto di opposizione semantica si parla di **antinomia**: ad esempio *alto/basso*, *buono/cattivo*, *bello/brutto*, ecc.

I nessi semantici

All'interno di un testo tra le frasi possono instaurarsi rapporti di vario tipo che vanno sotto il nome di **nessi semantici**[1] (Chierchia G., 1997). I nessi semantici possono essere di vario tipo potendo implicare ad esempio rapporti di <u>conseguenza</u>, di <u>contraddizione</u> o di correlazione anaforica, <u>nessi anaforici</u>. In questo paragrafo concentreremo l'attenzione sui rapporti di conseguenza e sui nessi anaforici. I rapporti di **conseguenza** costituiscono le relazioni semantiche per cui ciò che viene detto all'interno di un enunciato può fungere da premessa per

---

[1] In particolare, la connessione semantica che vincola più frasi è nota come **implicazione**: il significato di una frase A implica il significato di una frase B (o di più frasi C, D, *n*…) se al suo interno è possibile trovare un contenuto semantico base per l'interpretazione di B, C, D, *n*.

una serie di inferenze logico-semantiche per un altro enunciato. Questo tipo di relazione tra frasi può presentare vari gradi di complessità in relazione al numero più o meno grande di unità comunicative di natura frasale che entrano in gioco. Da un punto di vista logico, il rapporto di conseguenza tra frasi è formulabile nei seguenti termini: se in una frase da X consegue Y ed in una seconda frase si constata che da Y consegue Z, allora è lecito inferire *unicamente in base ai rapporti logico-linguistici tra frasi*, senza quindi dover utilizzare materiale extralinguistico e contestuale dominio della pragmatica, che da X consegue anche Z. Si consideri il seguente esempio:

a) quando Carlo mangia, sua madre Claudia è soddisfatta;
b) quando sua madre Claudia è soddisfatta, Vittorio, suo padre, è tranquillo;
c) quando Carlo mangia, Vittorio, suo padre, è tranquillo.

In questo caso la frase c) è una diretta conseguenza di quanto affermato non solo in a), né solo in b), ma in entrambe le frasi. Infatti, scomponendo in termini logici le tre frasi possiamo stabilire le seguenti correlazioni:

a) $\begin{cases} \text{Quando Carlo mangia} = Quando \text{ X} \\ \text{Sua madre Claudia è soddisfatta} = allora \text{ Y} \end{cases}$

b) $\begin{cases} \text{Quando sua madre Claudia è soddisfatta} = Quando \text{ X} \\ \text{Vittorio, suo padre, è tranquillo} = allora \text{ Z} \end{cases}$

c) $\begin{cases} \text{Quando Carlo mangia} = Quando \text{ X} \\ \text{Suo padre, Vittorio, è tranquillo} = allora \text{ Z} \end{cases}$

Un tipo molto diverso di nesso semantico è costituito invece dalle relazioni che si instaurano all'interno di una o più frasi tra i pronomi, le espressioni referenziali lessicali e le anafore. All'interno della Teoria dei Principi e dei Parametri questa serie di relazioni semantiche oltre che sintattiche è codificata da uno dei principi della GU, il **principio del legamento**, in base al quale vengono formalizzate le relazioni tra sintagmi nominali che hanno a che vedere con proprietà semantiche come la dipendenza di referenza, compresa la relazione tra un pronome ed il suo antecedente (Chomsky N., 1988). Gli elementi linguistici che possono instaurare rapporti di reciproca dipendenza sono: le **espressioni referenziali lessicali**, o espressioni-r, etichette linguistiche che permettono di riferirsi direttamente a entità esterne alla frase come nomi tipo *Andrea, gatto, amicizia, sporcizia*); i **pronomi**, entità linguistiche che fanno riferimento indirettamente ad un referente senza utilizzare una espressione referenziale e possono riferirsi ad altre espressioni referenziali presenti nella stessa frase (si consideri ad esempio il caso costituito dalle due frasi "Marco gli ha dato il libro", in cui sono presenti le espressioni referenziali *Marco* e *libro* ed un pronome *gli* che si riferisce ad un persona già citata direttamente oppure data per scontata nel contesto di enunciazione; "Antonio gli ha chiesto di dargli il libro" in cui il secondo pronome si riferisce alla espressione referenziale *Antonio*); le **anafore**, infine, costituiscono una particolare classe di elementi linguistici, i pronomi riflessivi e reciproci, in grado di trovare il proprio referente unicamente all'interno della frase e non all'esterno di essa (ad esempio "Marco si è pagato il viaggio" in cui *si* non può avere altro riferimento che *Marco*). Come si è visto nel capitolo 4 dedicato alla competenza morfologica, le relazioni all'interno di una frase possono essere rese mediante l'uso di notazioni come gli indici sottoscritti e, nel caso in cui due entrate lessicali si riferiscano alla stessa entità, vengono dette coreferenziali:

a) $[Marco]_i$ pettina $[Luisa]_k$;
b) $[Marco]_i$ $[la]_k$ pettina;
a) $[Marco]_i$ $[si]_i$ pettina.

Ad esempio, in una coppia di frasi come *Marco mangia*, e *quel ragazzo ha fame*, se *Marco* e *Quel ragazzo* denotano la stessa persona si parla di coreferenza.

In alcuni casi l'unico modo per assegnare i giusti indici ai pronomi, alle anafore o alle espressioni coreferenziali è di determinare il contesto di enunciazione, dal momento che il significato puramente semantico di una frase può essere di natura ambigua. Si consideri ad esempio la frase "Antonio gli ha chiesto di dargli il libro" in cui *Antonio* e *libro*, in quanto espressioni referenziali che rimandano ad entità esterne, non pongono problemi, ed in cui anche il primo pronome, *gli*, non reca problemi se si assume di conoscere la persona cui Antonio si è rivolto. Il problema sorge invece con il secondo pronome (*gli* in *dargli*) che può riferirsi o ad un'altra persona ancora oppure allo stesso Antonio in base al contesto di enunciazione:

a) $[Antonio]_i$ $[gli]_k$ ha chiesto di dar $[gli]_i$ il $[libro]_z$;
b) $[Antonio]_i$ $[gli]_k$ ha chiesto di dar $[gli]_y$ il $[libro]_z$.

Un ultimo caso interessante di nesso anaforico è costituito dai pronomi o dalle anafore che si riferiscono ad un antecedente scisso, cioè a più di una espressione referenziale, come nella frase "Barbara e Francesco hanno saputo che gli hanno conferito un premio", in cui il pronome *gli* si riferisce non ad una sola espressione referenziale ma a due (*Barbara* e *Francesco*):

f) $[Barbara]_i$ e $[Francesco]_j$ hanno saputo che $[gli]_{i + j}$ hanno conferito un $[premio]_k$.

Riepilogo

In questo capitolo è stata esaminata la componente semantica della competenza linguistica. È stato affrontato in primo luogo il problema connesso alla natura stessa del significato, distinguendo ad esempio tra le nozioni basilari di *senso*, *riferimento* e *significato*. L'attenzione si è quindi spostata sulla elaborazione semantica di natura lessicale e frasale. Da un punto di vista lessicale è stata tracciata una netta distinzione tra le caratteristiche semantiche intrinseche alle parole stesse (semantica intralessicale) e la serie di rapporti semantici che più parole possono instaurare tra loro nel lessico di una lingua (semantica extralessicale). Sono stati infine descritti i rapporti che possono istaurarsi tra due o più frasi all'interno di un contesto frasale.

Capitolo 7
Competenza pragmatica

Introduzione

Constatato che il linguaggio serve a comunicare, viene da chiedersi se i livelli elaborativi analizzati finora (fonetico, fonologico, morfologico, sintattico, semantico) riescano da soli a rendere conto della reale complessità del fenomeno comunicativo. A ben vedere le cose non stanno così. Nessuna delle strutture e dei processi coinvolti nella elaborazione linguistica che sono stati esaminati fin qui è in grado di spiegare il motivo per cui una frase del tipo "Ma che cavolo stai dicendo signor professore?" rivolta da uno studente in sede di esame al suo esaminatore non è ammissibile in un atto comunicativo normale. Nonostante una frase del genere sia ben costruita da un punto di vista squisitamente linguistico, sentiamo che manca qualcosa. Siamo in grado di dire che una frase del genere suonerebbe strana in un contesto come quello descritto, ma non siamo in grado di spiegarne il motivo.

Comunicare è dunque un qualcosa di diverso dall'elaborare una struttura linguistica: il prodotto dell'elaborazione linguistica porta ad unità comunicative ideali (le frasi) ma non reali (gli enunciati). Una frase come "fare di tutta l'erba un fascio" comunica ben più di quanto ricavabile dalla semplice messa in sequenza dei significati veicolati dal codice linguistico. Un caso diverso eppure altrettanto emblematico è costituito da una situazione comunicativa in cui due vecchi amici si incontrano dopo tanto tempo ed uno dice all'altro: "Certo, che potevi anche farti sentire!". In tutti questi esempi ciò che viene detto è cosa diversa da ciò che viene realmente comunicato. Il comunicare qualcosa o, meglio, il compiere l'atto di comunicare qualcosa implica integrare ciò che viene detto mediante una serie di dati extralinguistici come la condivisione da parte di entrambe le persone di conoscenze implicite non linguistiche (nel caso dell'ultimo esempio qui considerato il fatto che entrambi gli interlocutori sono consapevoli di essere amici e del fatto che non si vedono da tanto tempo).

Se il significato frasale è indagato dalla semantica, il significato realmente comunicato è invece dominio della pragmatica. Se la competenza semantica consente di sviluppare predicati logici in grado di descrivere la realtà che ci circonda, la competenza pragmatica integra la frase con l'insieme delle conoscenze extralinguistiche e contestuali che gli interlocutori condividono o almeno pensano di condividere.

Inoltre, poiché l'elaborazione linguistica è continuamente influenzata dalla sua realizzazione comunicativa, è lecito ipotizzare che l'indagine pragmatica non debba limitarsi solamente ad individuare la natura degli atti comunicativi e a delimitare le condizioni che permettono di comunicare felicemente tra due o più interlocutori. Essa deve anche determinare in che modo il fine comunicativo influenzi elaborazioni più squisitamente linguistiche come quelle morfologica, sintattica e semantica. Dressler e Merlini (1989) hanno suggerito che anche l'elaborazione morfologica possa essere in qualche modo modificata dalle necessità pragmatiche dell'enunciazione ipotizzando l'esistenza di un livello di processamento dell'informazione intermedio tra l'elaborazione morfologica e quella pragmatica definito *morfopragmatica*. Un esempio di derivazione morfologica controllata dal contesto pragmatico dell'enunciazione è costituito dalla classe dei diminutivi che possono essere selezionati in almeno tre situazioni comunicative diverse: quando ci si rivolge ai bambini (come in *Vuoi una caramellina?*) con estensione metaforica di questo uso anche al linguaggio amoroso; volendo connotare qualcosa o qualcuno in senso peggiorativo (come in *È proprio un professorucolo!*); volendo conformarsi a situazioni comunicative diverse come ad esempio chiedendo un favore (come in *Mi offriresti un caffeino?*), ironizzando su qualche cosa (come in *Vive in una casetta!* pronunciato in una situazione in cui ci si riferisce ad esempio ad una persona che vive in una villa molto grande) (Bertuccelli Papi, *Che cosè la pragmatica* 1993).

Da un punto di vista operativo, la pragmatica verrà di seguito intesa come lo studio degli usi del linguaggio, dove per uso non si intende tanto l'atto di emissione, di cui si è già parlato diffusamente nei capitoli 2 e 3 dedicati alla Fonetica ed alla Fonologia, quanto l'attuazione concreta di una intenzione comunicativa che tenga conto di parametri diversi come il contesto conversazionale, le presupposizioni che gli interlocutori assumono di condividere e le implicature che un atto linguistico può generare. Infine, l'attenzione verrà rivolta alla definizione della nozione di testo, inteso come punto nevralgico di interazione tra più enunciati e frasi da un lato ed il contesto pragmatico extralinguistico dall'altro.

I concetti di frase e di enunciato

Poiché i concetti di frase e di enunciato denotano dunque due realtà diverse, il processo comunicativo nella sua globalità deve essere concepito come il prodotto della stratificazione di elaborazioni successive di cui quella linguistica costituisce solo una parte. Il messaggio da trasmettere riceve una preliminare codificazione linguistica (*livello sintagmatico*) cui segue una strutturazione logicofunzionale (*livello logico-funzionale*) in cui a quanto elaborato dalla struttura linguistica vengono assegnati determinati ruoli semantici (agente, paziente, tema, ecc.). Il prodotto di questa preliminare elaborazione è la **frase**, intesa unicamente come elaborazione linguistica pura come semplice predicazione. Inserendo la frase in un concreto contesto conversazionale le informazioni da comunicare vengono disposte (*livello tematico*) in modo da far comprendere quale sia l'argomento intorno a cui si costruisce l'enunciato (***tema dell'enunciato***, posto generalmente all'inizio dell'enunciato) e quale sia il predicato di quell'argomento (***rema dell'enunciato***, posto dopo il tema) ovvero l'informazione che viene data per arricchire le conoscenze sul tema dell'enunciato. Ad esempio, in *Marco studia filosofia* l'argomento principale di cui si parla è *Marco*, che quindi costituisce il tema dell'enunciato, mentre tutto ciò che viene comunicato riguardo a *Marco*, in questo caso il fatto che *studia filosofia*, costituisce il rema dell'enunciato. Infine, in un ultimo stadio elaborativo, definito *livello informazionale*, vengono selezionate le informazioni che si presuppone siano sconosciute all'interlocutore (***nuovo***) e le informazioni che invece chi parla presuppone siano già a conoscenza dell'interlocutore (***dato***). L'insieme di queste quattro elaborazioni costituisce l'**enunciato**. Si ricorderà lo schema introdotto nel capitolo introduttivo in cui i concetti di frase e di enunciato venivano strutturati come mostrato nella Figura 7.1.

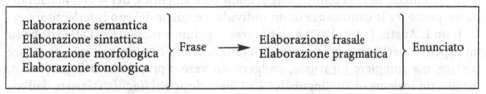

Figura 7.1. Distinzione tra frase ed enunciato secondo il modello tradizionale

È ora possibile completare lo schema in Figura 7.1 con lo schema in Figura 7.2.

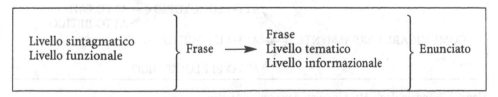

Figura 7.2. Distinzione tra frase ed enunciato

Riprendendo l'esempio dell'enunciato *Marco studia filosofia*, il livello di elaborazione sintagmatica si occupa di assegnare ad ogni entrata lessicale adeguate strutture fonologiche e fonetiche, morfologiche e sintattiche; il livello di elaborazione logico-funzionale assegna i ruoli semantici a ciò che è stato elaborato dal livello sintagmatico; il livello tematico individua il tema (*Marco*) e il rema (*studia filosofia*); e il livello informazionale determina ciò che è dato, quello che chi parla assume sia già noto all'interlocutore (in questo caso *Marco*), e ciò che è nuovo, consistente in tutto quello che il locutore aggiunge per fornire all'interlocutore informazioni a lui prima sconosciute (nel caso del nostro esempio che *studia filosofia*).

Contributi semiotici e filosofici alla definizione della nozione di pragmatica

Charles Morris (1938) ha sviluppato la concezione peirciana di segno (vedi capitolo 1) assegnando alla semiosi una elaborazione a tre livelli che coinvolge una *dimensione semantica*, definita come l'insieme delle relazioni dei segni con gli oggetti cui tali segni sono applicabili, una *dimensione sintattica*, concepita come la relazione dei segni fra loro, ed infine una *dimensione pragmatica*, la relazione che intercorre tra segni ed interpreti. Morris dunque non solo specifica quali debbano essere i rapporti tra i segni ma nell'interpretazione degli atti comunicativi assegna un ruolo fondamentale alla dimensione pragmatica, l'unica in grado di andare oltre la dimensione semantica e sintattica, del segno instaurando un ponte tra le conoscenze di un individuo e quelle del suo interlocutore.

John L. Austin (1961, 1962) è stato forse il primo a focalizzare l'attenzione su un aspetto particolare della comunicazione umana: comunicare non vuol dire parlare, ma compiere un'azione, svolgere un vero e proprio *atto linguistico* o, meglio, un insieme di atti linguistici. La *teoria degli atti linguistici* parte dall'assunto secondo cui comunicare qualcosa consiste nella esecuzione di tre atti comunicativi principali (locutorio, illocutorio, perlocutorio).

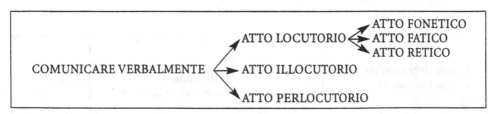

Figura 7.3. Teoria degli Atti Linguistici secondo Austin

Per *atto locutorio* si intende semplicemente l'atto di emissione del messaggio. Di conseguenza l'atto locutorio è implicitamente riconosciuto alla base sia dell'atto illocutorio che di quello perlocutorio. Secondo Austin l'atto locutorio è un atto complesso costituito da tre atti diversi: l'*atto fonetico*, assimilabile alla semplice emissione di suoni; l'*atto fatico*, consistente nell'organizzazione dei fonemi in parole e delle parole in sintagmi; l'*atto retico*, infine, deputato all'assegnazione di un senso e di un riferimento a quanto emesso. Quindi, in un atto locutorio come *Mamma va a casa* mentre l'atto fonetico e l'atto fatico sono responsabili della emissione fonica di una struttura ben costituita dal punto di vista linguistico (['mamma 'va a 'ka:za]), l'atto retico consiste nell'assegnazione delle condizioni di verità della frase e dei suoi referenti: l'espressione referenziale *mamma* indica una persona conosciuta da entrambi gli interlocutori; il predicato *andare* assegna un valore ai referenti [*mamma* e *casa*]; i marcatori deittici di tempo [*presente*] e di aspetto [*progressivo*] ancorano l'azione espressa dalla testa verbale ad un contesto specifico; l'espressione referenziale *casa* denota una abitazione nota agli interlocutori.

Nello sviluppare gli assunti della teoria degli atti linguistici, John R. **Searle** (1969, 1975, 1979b) rivede la nozione di atto locutorio scindendolo in due atti separati: un *atto espressivo*, che comprende l'atto fonetico e l'atto fatico di Austin, ed un *atto proposizionale* in cui vengono attribuite a quanto espresso sotto forma di atto illocutorio una referenza (*atto di referenza*) ed una predicazione che consenta di veicolare l'atto illocutorio (*atto di predicazione*). Ad esempio, enunciati come *Vai via!* e *Vai via?* sono espressione di due atti illocutivi di natura diversa (il primo è un ordine, il secondo una domanda) che però condividono gli stessi referenti e il medesimo atto proposizionale. Naturalmente, la condizione indispensabile per il buon esito di un atto locutorio è che il parlante e l'ascoltatore non presentino problemi rispettivamente fonatori o uditivi e che durante l'esecuzione della comunicazione non si verifichino condizioni tali da impedire l'adeguata trasmissione del messaggio.

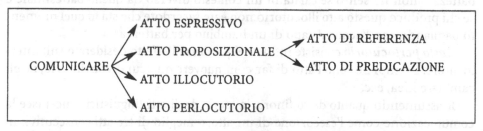

Figura 7.4. Sviluppo della Teoria degli Atti Linguistici da parte di Searle

Per *atto illocutorio* si intende lo svolgimento di una azione extralinguistica mediante l'uso del linguaggio: l'enunciato *vuoi venire alla mia festa?* viene senza sforzo alcuno da parte degli interlocutori inteso come un invito ad una festa; l'enunciato *La condanno a tre mesi di carcere* viene considerato come una condanna; l'enunciato *Ti aspetto fuori!* può essere una promessa, una minaccia o un invito a fare qualcosa a seconda del contesto. Austin ha proposto di suddividere gli atti illocutivi in cinque classi in base al contenuto proposizionale espresso dal verbo che li introduce:

a) **atti veridittivi**: atti linguistici illocutori caratterizzati dall'emissione di un verdetto da parte di una persona od un gruppo di persone investite di una certa autorità, sono introdotti da verbi come *giudicare, condannare*;

b) **atti esercitivi**: atti linguistici illocutori associati all'esercizio di un potere, come *ordinare, licenziare, votare*;

c) **atti commissivi**: atti linguistici illocutori che implicano l'assunzione di una responsabilità o di un obbligo, come *promettere, scommettere, giurare, impegnarsi a, garantire*;

d) **atti rappresentativi**: atti linguistici illocutori con cui si comunicano delle idee o dei punti di vista, come *affermare, negare, asserire, illustrare, concludere*;

e) **atti espressivi**: atti linguistici illocutori che implicano una reazione nei confronti di altre persone o situazioni, come in *deplorare, ringraziare, lamentarsi, scusarsi, dare il benvenuto*.

Perché un atto illocutorio possa essere comunicato efficacemente ad uno o più interlocutori è necessario che rispetti determinate convenzioni conversazionali definite *condizioni di felicità* dell'atto comunicativo, un insieme di regole non dette implicitamente considerate come condivise dai partecipanti all'atto comunicativo. L'atto illocutorio può fallire se non sussistono le condizioni per la sua realizzabilità essendo così violate le sue condizioni di felicità: ad esempio, ordinare qualcosa a qualcuno non ha senso se non c'è nessuno a cui ordinare o se chi ordina non è nelle condizioni per ordinare. Affermare "Con quest'acqua ti battezzo" non ha senso se calata in un contesto diverso da quello battesimale e se chi produce questo atto illocutorio non è un sacerdote che sta in quel momento bagnando con l'acqua il capo di un bambino per battezzarlo.

L'atto perlocutorio consiste infine nel produrre l'effetto desiderato sull'interlocutore. Esempi ne sono l'atto di far commuovere qualcuno, convincerlo, fargli cambiare idea, ecc.

Riassumendo quanto detto finora, la teoria degli atti linguistici concepisce la comunicazione come l'esecuzione di un atto, o meglio di tre atti consecutivi: in un enunciato come "Vai via!", emesso nel contesto di un litigio da una persona che sta indicando una porta, l'atto locutorio consiste nell'emissione della sequenza fonica corrispondente alla frase prodotta in relazione al contesto comunicativo, l'atto illocutorio consiste nell'invito ad andarsene e l'atto perlocutorio consiste infine nell'effetto che l'enunciato produce sull'interlocutore (l'effetto voluto nel caso in cui se ne vada via oppure un effetto non voluto nel caso contrario). Un ruolo importantissimo è dunque svolto dal **contesto** comunicativo, un fattore di cui non si è ancora data una definizione precisa ma che è stato usato finora in modo intuitivo. È giunto il momento di definirlo in modo più appropriato.

La natura del contesto

I partecipanti ad un atto comunicativo sono in grado di cogliere intuitivamente la natura del contesto sia di natura prettamente linguistica come le relazioni coesive e coerenti all'interno dell'enunciato, sia di natura non linguistica che richiede l'integrazione di ciò che viene detto con l'insieme di conoscenze condivise dagli interlocutori. Nel tentativo di determinarne la natura, Hymes (1964) e Lewis (1972) hanno definito il concetto di contesto identificandone i fattori che devono essere simultaneamente compresenti in qualunque atto comunicativo e che rientrano di diritto nell'elenco delle presupposizioni a disposizione del parlante e del ricevente:

1) le prime due coordinate sono date naturalmente dall'**emittente** e dal **ricevente**, entità che possono essere ancorate al contesto mediante l'uso di espressioni referenziali come anche di espressioni di natura pronominale, come i pronomi personali *io*, *tu*, ecc., o deittica come i pronomi dimostrativi *questo*, *quello*. La conoscenza dell'emittente da parte del ricevente e viceversa è un elemento essenziale per decodificare il contesto comunicativo poiché l'insieme delle conoscenze che una persona ha del suo interlocutore gli consentono di farsi un'idea di quello che potrebbe dire e di come potrebbe dirlo;
2) la coordinata dell'**argomento** da comunicare è direttamente connessa ai tre parametri dell'**oggetto indicato deitticamente** mediante l'uso di pronomi dimostrativi (come in *Lo vedi quel cane laggiù?*), dell'**attribuzione** di più argomenti all'argomento di partenza (come in *Mia madre è andata a casa* in cui all'argomento di partenza *mia madre* viene aggiunto un secondo argomento *è andata a casa*) e del **discorso precedente** che consente di mantenere la coesione sintattica mediante l'uso di forme avverbiali o di congiunzioni e la coerenza semantica, il "filo del discorso", tra più enunciati all'interno di un atto comunicativo;
3) la coordinata dello **scenario** extralinguistico all'interno del quale la comunicazione si inscrive consiste del parametro del **tempo** e del **luogo** di enunciazione;
4) la coordinata del **codice** utilizzato consente di sintonizzarsi su un determinato codice. Si consideri che in un normale atto comunicativo il codice verbale viene generalmente coadiuvato da codici di altro tipo come il codice cinesico ed il codice paralinguistico[1];
5) la coordinata del **canale** utilizzato varia in relazione al modo in cui il codice viene comunicato: per via orale o scritta, per via televisiva o dal vivo, ecc.

---

[1] Per **codice cinesico** si intende l'insieme dei movimenti corporei che aiutano la comunicazione verbale, come ad esempio il movimento degli occhi o *eye gaze*, delle braccia, del capo, ecc. Per **codice paralinguistico** si intende invece l'inserzione di materiale fonologico non dotato di valore linguistico come pause piene (o *fillers*) come *ehm, si, insomma*.

6) la coordinata della **forma del messaggio** permette di determinare il tipo di comunicazione (ad esempio, se si sta conversando o si sta ascoltando una favola);

7) la coordinata della **natura dell'evento comunicativo**: se ad esempio si assiste ad un discorso elettorale certi enunciati andranno intesi in modo ben diverso che, ad esempio, in una conversazione tra due innamorati;

8) la coordinata delle **aspettative che emittente e ricevente condividono**. Da un lato aspettative generali determinate dal tipo di evento comunicativo (ad esempio, una lezione, una visita dal medico oppure un'uscita in pizzeria con gli amici), dall'altro aspettative particolari generate dai singoli enunciati nel corso dello sviluppo dell'atto comunicativo;

9) la coordinata della **valutazione dell'atto comunicativo**, consistente nella emissione di giudizi sulla qualità della conversazione o altro;

10) infine, la coordinata dello **scopo** che gli interlocutori presuppongono che l'emittente voglia conseguire con l'atto comunicativo.

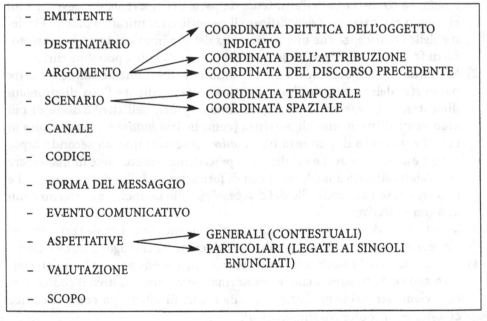

Figura 7.5. Schema dei parametri che permettono di contestualizzare un atto comunicativo

La presupposizione e la nozione di implicatura

L'insieme delle coordinate contestuali esaminate nel paragrafo precedente consente di comprendere ben più di quanto effettivamente detto mediante processi di integrazione dell'informazione come la **presupposizione** e l'implicatura. Si consideri il seguente scambio comunicativo tra due interlocutori che si sono appena incontrati:

A: Oh, ciao! Come sta tuo zio?
B: Meglio di ieri. Da quando è tornato a casa si è ripreso molto.

In questa conversazione ciò che viene realmente comunicato è molto di più di ciò che viene semplicemente detto. Cominciamo con l'analizzare ciò che è stato detto: A elabora due frasi, con la prima intende semplicemente salutare ed introdurre la conversazione, mentre con la seconda formula una domanda. B risponde formulando a sua volta due frasi, la prima di natura ellittica[2], la seconda complessa. È facile constatare che ciò che viene comunicato è molto di più: A saluta B con una formula di saluto molto informale perché è a conoscenza del fatto di essere in rapporti non formali con B e <u>presuppone</u> che anche B lo sappia; A con l'enunciato *Come sta tuo zio?* fa riferimento ad uno stato di cose extralinguistico di cui è a conoscenza e <u>presuppone</u> che l'interlocutore ne sia a sua volta a conoscenza; B risponde con un primo enunciato *Meglio di ieri* <u>presupponendo</u> che A conosca le condizioni dello zio il giorno precedente; infine, con l'ultimo enunciato *Da quando è tornato a casa si è ripreso molto*, B <u>presuppone</u> che A sappia che lo zio è stato in ospedale e sia a conoscenza di quando è tornato a casa. Lo scambio comunicativo esaminato dunque non si esaurisce affatto nel livello frasale, ma si arricchisce di tutta una serie di conoscenze implicitamente presupposte da parte dei due interlocutori. Le presupposizioni di un enunciato costituiscono una serie di conoscenze extralinguistiche non veicolate direttamente dal linguaggio ma presenti nel background culturale dei parlanti che chi parla e chi ascolta danno implicitamente per scontate. Nel corso di una normale conversazione la comunicazione è resa possibile dalla continua integrazione dell'informazione puramente linguistica con un *pool di presupposizioni* contenente l'informazione costituita dalle conoscenze generali, dal contesto situazionale del discorso e dalla parte completata del discorso stesso (Vennemann T., 1975, cit. in Brown G., Yule G., 1983, trad. it. p. 105). Un tipo diverso di integrazione dell'informazione è costituito dall'**implicatura**, un processo inferenziale che consente di determinare "ciò che un parlante può implicare, suggerire o intendere separatamente da ciò che dice letteralmente" (Brown G., Yule G., 1983, trad. it. p. 48). Una proposizione A ne implica un'altra B se, essendo vera A, è vera anche B: si consideri ad esempio il rapporto semantico che intercorre tra le due frasi "Tutti i cani sono animali" e "Fido è un animale": se la prima frase esprime un giudizio vero, cioè che tutti i cani sono animali, è possi-

---

[2] Una frase è detta ellittica se nella sua formulazione vengono omesse delle informazioni che si suppone il ricevente possa integrare facilmente da solo.

bile implicare che anche la seconda sia vera, cioè che Fido è un animale, secondo il seguente schema inferenziale:

Tutti i cani sono animali   →   *Fido è un cane*   →   Fido è un animale
⇑
IMPLICATURA

Grice (1957, 1968, 1989) ha suggerito di distinguere tra due tipi diversi di implicatura: l'*implicatura convenzionale* e l'*implicatura conversazionale*. Per implicatura convenzionale si intende il significato direttamente veicolato dall'espressione linguistica letterale: l'implicatura che permette di inferire che Fido è un animale deriva direttamente dall'interpretazione letterale di quanto asserito. L'implicatura conversazionale deriva invece da espressioni non letterali in cui viene comunicato qualcosa di diverso da quello che viene detto letteralmente.

Si consideri, ad esempio, il seguente scambio di battute:

A: Buongiorno!
B: Buongiorno!
A: Le gomme sono sgonfie.

Una conversazione di questo tipo può assumere valori diversi in relazione al contesto di emissione: se ad esempio avviene tra un automobilista (A) ed un benzinaio (B) è presumibile che B implichi che A intenda comunicare di più di quanto semplicemente asserito (che le gomme sono sgonfie), cioè che B deve gonfiare le gomme ad A. In altre parole B interpreta l'enunciato emesso da A come una richiesta e non semplicemente come una affermazione; calando questa conversazione in un contesto diverso, ad esempio tra un automobilista (A) ed un giornalaio (B), quanto asserito da A non è pertinente al contesto e quindi B probabilmente non è in grado di decodificare la natura dell'atto illocutorio prodotto da A.

Riepilogo

Concludendo, la competenza pragmatica studia le modalità di attuazione del linguaggio nelle reali situazioni comunicative. Dopo aver analizzato l'aspetto più propriamente problematico connesso alla nozione stessa di pragmatica, l'analisi è proseguita evidenziando non solo la differente natura delle unità frasali e delle unità enunciative, ma anche la complessa interazione che il sistema linguistico deve continuamente instaurare con l'insieme di conoscenze appartenenti al background cognitivo e conoscitivo dei parlanti ed alla particolare situazione contestuale in cui si inserisce.

Capitolo 8
Competenza testuale

Introduzione

Sia la teoria degli atti linguistici di Austin e di Searle che le teorizzazioni elaborate da Grice sono modelli di derivazione filosofica, ideali, in un certo senso creati a tavolino con esempi selezionati con estrema cura. Lo sviluppo negli ultimi anni di settori della ricerca linguistica come l'analisi del testo e l'analisi del discorso hanno consentito di provare sul campo l'esattezza o la fallacia di questi modelli. I risultati sperimentali di queste analisi basate su metodologie derivate dalla ricerca etno/sociolinguistica hanno infatti mostrato che i processi di interazione comunicativa implicano l'esistenza di principi di natura ben più strutturata e complessa di quelli formulati in ambito filosofico. Con questo non si vuole dire che i modelli di derivazione filosofica siano completamente errati, ma che semplicemente non tengono in considerazione alcuni aspetti che caratterizzano le reali situazioni comunicative in quanto tali. Questi fattori possono ad esempio essere di natura sociale. Si consideri il caso di una discussione tra un soldato semplice ed un ufficiale: mentre è molto probabile che l'ufficiale interrompa il soldato, lo stesso non può avvenire nella direzione opposta. Altri fattori possono essere anche di natura squisitamente linguistica come la presenza nelle conversazioni di errori nella produzione, di false partenze, di autocorrezioni lessicali, semantiche o fonologiche, o di pause piene o vuote.

In questo capitolo verranno esaminati due aspetti particolari della abilità comunicativa consistente nella messa in atto a fini comunicativi dei principi linguistici fin qui descritti: l'analisi delle strutture che compongono i testi e l'analisi del discorso inteso come conversazione sia ravvicinata che a distanza. In generale, per **testo** si intende un insieme strutturato di frasi scritte o di enunciati emessi attraverso il canale acustico verbale, per cui la nozione stessa di testo assume molteplici valenze: una conversazione telefonica, una lezione universitaria, un libro possono essere considerate forme diverse di testo, diverse per il canale di presentazione e per le variabili contestuali extralinguistiche impiegate.

L'analisi del testo

L'analisi del testo si occupa di esaminare la struttura dei testi siano essi un libro, un enunciato, un annuncio pubblicitario, un racconto, una fiaba o altro. Perché due o più frasi possano essere riconosciute come appartenenti allo stesso testo, non basta che siano posizionate l'una dopo l'altra in ordine sparso e casuale, ma devono essere rispettate alcune condizioni di natura contestuale extralinguistica e di natura strutturale linguistica sia a livello interfrastico (il livello della relazione strutturale tra più frasi) che a livello intrafrastico (il livello della relazione strutturale all'interno di una stessa frase).

In generale, un testo per essere tale deve essere ben articolato in relazione ai seguenti parametri:

1) il testo deve rispettare una determinata struttura testuale, comprendente elementi come *frames* ed *episodi* (vedi oltre);
2) da un punto di vista pragmatico/contestuale il testo deve essere emesso/scritto oppure udito/letto in una determinata situazione rispettando le condizioni che sono state esposte nel capitolo 7 come l'insieme delle referenze, delle coreferenze e delle categorie deittiche (il tempo ed il luogo in cui si situa il testo);
3) da un punto di vista linguistico il testo deve rispettare vincoli di natura sintattica e lessicale dovendo garantire l'adeguatezza delle strutture morfosintattiche da un lato e la *coesione intrafrastica* ed *interfrastica* dall'altro. Deve altresì rispettare vincoli di natura semantica dovendo essere garantita al suo interno una certa *coerenza* nell'esposizione dei temi trattati.

Il processamento di un testo richiede una elaborazione che integri vari tipi di informazioni (cfr. Fig. 8.1). Kintsch e Van Dijk (1978) identificano un livello di rappresentazione concettuale, un livello di pianificazione testuale definito *text base*, a sua volta composto da una *microstruttura* ed una *macrostruttura*, ed un livello superficiale (la *struttura di superficie*). A questi tre livelli strutturali è pos-

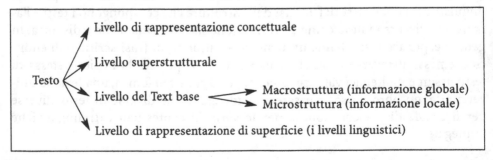

Figura 8.1. La struttura dei testi

sibile aggiungere almeno un ulteriore livello elaborativo, quello della *superstruttura del testo*.

Il **livello di rappresentazione concettuale** consiste nella determinazione delle informazioni che si vogliono veicolare con il testo e che sono organizzate in base all'insieme delle conoscenze extralinguistiche che chi elabora il testo possiede e in base a connessioni logico-causali che gli eventi stessi devono rispettare nel testo.

Del **livello di rappresentazione di superficie**, che fa riferimento alla rappresentazione fonologica, morfologica, sintattica e semantica delle singole parole, si è già trattato diffusamente. L'attenzione verrà ora rivolta essenzialmente alla superstruttura del testo ed al suo text base.

La superstruttura del testo

La **superstruttura** è qualcosa che sta sopra la struttura testuale vera e propria prescindendo dal singolo testo. Con questo termine si indica il fatto che ogni testo deve rispettare determinati canoni: esistono superstrutture diverse per tipi testuali diversi, siano essi orali o scritti, favole o barzellette, conversazioni o trasmissioni televisive. Un esempio di **schema testuale** è quello elaborato a partire dalla metà degli anni '70 in relazione alla struttura dei racconti (ad esempio, Mandler J.M. e Johnson N.S., 1977; Rumelhart D.E., 1975, 1977, 1980a, 1980b; Thorndyke P.W., 1977), secondo cui un racconto per essere ben formato deve possedere una struttura organizzata in almeno quattro componenti: un'*ambientazione*, un *tema*, una *trama* ed una *risoluzione*. L'ambientazione è a sua volta costituita da tre elementi: i *personaggi*, il *luogo* e il *tempo*. Il tema è suddiviso in un *evento* ed un *fine*. La trama è infine costituita da unità di processamento dell'informazione testuale definite *episodi*, a loro volta organizzati in unità concettuali legate fra loro in modo da costituire un *fine* ed un *esito* per ogni episodio (cfr. Fig. 8.2).

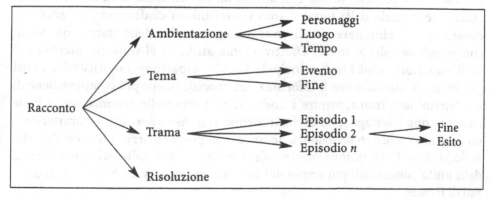

Figura 8.2. La struttura dei racconti

La presenza di questi schemi esercita notevoli effetti facilitanti sui processi di elaborazione testuale sia in produzione che in comprensione. Haberlandt, Berian e Sandson (1980) hanno ad esempio dimostrato che una medesima serie di frasi viene effettivamente letta e compresa in modo più veloce ed accurato se si trova all'interno di un episodio rispetto ad una sua diversa collocazione, segno questo che l'episodio costituisce effettivamente una unità di processamento testuale ben precisa.

Gradatamente, alla nozione di schema fisso nella organizzazione di testi, si è venuto affiancando uno secondo modo di concepire la struttura di un testo. Schank e Abelson (1977) hanno proposto di sostituire la nozione di schema fisso con la ben più dinamica nozione di **script**, consistente nella struttura conoscitiva che chi elabora un testo possiede riguardo situazioni comuni o comunque consuete. Lo script si suddivide in un numero variabile di **scene** composte da **azioni** cui vengono infine assegnati dei **ruoli**. Ad esempio, allo script corrispondente all'idea di comprare un'automobile sono associate le scene corrispondenti alle azioni di andare all'autosalone, di guardare e scegliere un modello di automobile, di controllarne i consumi ed i costi, di stipulare un contratto, ed i ruoli di venditore dell'autosalone, di acquirente, ecc.

Minsky (1975) ha introdotto il concetto di **frame cognitivo** basato sull'assunto che l'organizzazione concettuale di ciò che si vuole comunicare è legata all'esistenza di unità concettuali complesse in grado di descrivere situazioni stereotipate definite *frames* (al singolare *frame*). Si consideri ad esempio la struttura concettuale, cioè il frame cognitivo, che viene attivata nel caso di una festa di compleanno.

In questo caso, l'insieme delle idee associate alla festa, come ad esempio la presenza di candele sulla torta, della gente che festeggia, dei regali, forma un insieme strutturato di **nodi** concettuali messi in relazione tra loro mediante connessioni. Ogni nodo concettuale a sua volta attiva in modo indiscriminato la rappresentazione concettuale, cioè un altro *frame*, ad esso associato (ad esempio la candela può attivare indiscriminatamente i concetti associati alle candele votive presenti in una chiesa o in un cimitero, alle candele delle macchine, alle candele della torta) e solo i meccanismi di decontestualizzazione consentono di eliminare i nodi concettuali superflui delimitando quindi la comprensione solo ai *frames* effettivamente attinenti al testo in questione. I nodi "superiori", cioè i nodi principali da cui si dipartono, ramificandosi, tutti gli altri nodi costituiscono le **informazioni cruciali**, quelle più caratteristiche di un determinato frame, mentre i nodi più in basso nello schema concettuale costituiscono i **dettagli**, cioè quelle informazioni che di per sé non caratterizzano in modo esclusivo un dato frame ma che lo possono arricchire con dati che arricchiscono la situazione contestuale. *Frames* tra loro collegati costituiscono delle unità concettuali più ampie definite **frame systems**, cioè sistemi strutturati di *frames*.

Comprendere un testo o viceversa produrlo implica dunque che da ogni parola ricevuta o estratta dal lessico venga attivato un determinato *frame* e che l'insieme dei *frames* attivati siano tra loro organizzati in sistemi di *frames* (*frame systems*) per mezzo di elementi linguistici definiti **connettivi**[1]. L'importanza dei connettivi è indubbia, dal momento che è proprio grazie alla loro dosata dislocazione che è possibile distinguere l'organizzazione dei *frames*. Si consideri ad esempio la seguente coppia di enunciati:

A: "Sto a casa perché piove"
B: "Sto a casa anche se piove"

Sia A) che B) sono frasi ben formate dal punto di vista linguistico, con le teste lessicali e funzionali che generano contesti sintattici adeguati. Tuttavia, quanto viene effettivamente comunicato è diverso poiché i due *frames* di "stare a casa" e di "piovere", con tutti i nodi concettuali che essi attivano, sono messi in relazione tra loro mediante due connettori diversi. In A) il connettore causale *poiché* unisce i due *frames* instaurando tra il primo ed il secondo un nesso di causalità che ha per motivo scatenante il secondo *frame* ("piove") e per conseguenza il primo ("sto a casa"). In B) la situazione comunicata è diversa perché il connettore *anche se* instaura un rapporto di natura concessiva tra i due *frames*. Esaminato il livello superstrutturale dell'elaborazione testuale è finalmente possibile affrontare più direttamente il problema della strutturazione del testo stesso.

Il livello del text base: la microstruttura e la macrostruttura del testo

Il *text base* è il livello di elaborazione testuale in cui viene rappresentato il significato del testo sia da un punto di vista locale (microstruttura) che globale (macrostruttura). Il **livello di elaborazione microstrutturale** (o *microstruttura*) elabora il significato veicolato dalle strutture argomentali generate dalle teste lessicali e funzionali (le *proposizioni*). Le proposizioni sono legate fra loro per mezzo di vincoli che garantiscono una forte *coesione locale* di natura sia strutturale che semantica (Halliday M.AK. e Hasan R., 1976). Per coesione strutturale si intende l'uso di elementi lessicali o frasali che contribuiscono alla continuità strutturale del testo pur non arrecando alcun nuovo contributo di tipo semantico (appartengono a questa categoria le pause piene formate da singole parole o da intere frasi come "OK!", "Bene!", "Allora", "dunque", "Vediamo un po", ecc.). Per coesione semantica si intende invece l'uso di elementi lessicali che

---

[1] Per **connettivo** si intende l'insieme di avverbi e congiunzioni che mantengono la coesione sintattica e la coerenza semantica del testo: *poi, tuttavia, e, o, nonostante, quando, poiché* [vedi anche il paragrafo "Il livello del text base..."].

oltre a contribuire alla coesione strutturale realizzano anche la continuità del significato del testo. All'interno di questa categoria devono essere inseriti elementi come i *connettivi* (cfr. il paragrafo precedente), le relazioni di *coreferenza* (cfr. capitolo 4), le relazioni di sostituzione (come in "Hai visto Barbara?" "No, non la ho vista") e le ellissi (come in "Dove hai messo le chiavi?" "[le chiavi le ho messe] Sul tavolo accanto al citofono"). Nell'organizzazione microstrutturale di un testo un importantissimo ruolo è svolto anche dalla *coerenza locale* per garantire la quale è necessario che le proposizioni si riferiscano agli stessi argomenti. Haviland e Clark (1974) hanno dimostrato che le frasi che condividono con frasi già prodotte almeno un referente vengono lette in modo più veloce rispetto a frasi che invece sono completamente indipendenti in relazione alla loro referenza. La coerenza di un testo non deve essere ricercata unicamente nella organizzazione coerente delle tematiche ma anche in una particolare organizzazione dei *frames* corrispondente al livello di comprensione che l'interlocutore o in ogni caso il fruitore del testo ha raggiunto e che gli permette di restringere in modo progressivo il numero dei possibili *frames* attivati dalle entrate lessicali nella ristretta rosa di *frames* effettivamente pertinenti al contesto.

Secondo Kintsch e Van Dijk (1978) l'elaborazione del livello testuale richiede un massiccio impiego delle risorse di memoria di lavoro disponibili in cui le informazioni in entrata o in uscita vengono mantenute attive fino alla conclusione del flusso informativo. In particolare, gli autori suggeriscono che a livello microstrutturale la coerenza locale del testo sia garantita nella memoria a breve termine dalla sovrapposizione di più proposizioni ognuna delle quali consistente in un predicato e nella serie di argomenti tematici da esso attivati mediante i processi di selezione-s e di selezione-c. Se gli argomenti delle proposizioni coincidono, queste ultime sono sentite come appartenenti ad un livello strutturale più ampio di quello meramente enunciativo, cioè ad un livello macrostrutturale. Il **livello di elaborazione macrostrutturale** elabora dunque la struttura concettuale associata ad uno o più insiemi di frasi e di *frames* attivati, l'argomento unico da esse veicolato. In particolare, la macrostruttura condensa l'informazione complessa elaborata dalle proposizioni a livello microstrutturale mediante l'applicazione di tre macroregole (Van Dijk T.A., 1980). La regola di cancellazione dell'informazione in eccesso elimina i dati ridondanti ed i dettagli veicolati dalle proposizioni a livello microstrutturale mantenendo attivo il significato associato alle informazioni principali. Le regole di generalizzazione e di costruzione si occupano infine di astrarre le informazioni salienti dal set di informazioni veicolate a livello microstrutturale mediante i processi di generalizzazione delle informazioni acquisite e di costruzione di strutture tematiche adeguate al contesto.

La differenza principale che intercorre tra il livello macrostrutturale di un testo e la superstruttura ad esso associata (gli *scripts* e gli *schemi testuali*) consiste nel fatto che queste ultime sono più una descrizione della forma generale che un testo può avere piuttosto che la rappresentazione del contenuto semantico che un testo realmente ha. Un ultimo dato riguarda il trattamento della coerenza macrostrutturale poiché se a livello microstrutturale deve essere garantita una coerenza locale che coinvolga le strutture argomentali di un piccolo gruppo di entrate lessicali, a livello macrostrutturale deve invece essere mantenuta una coerenza globale, consistente nell'organizzazione delle microstrutture testuali in blocchi informazionali dotati di coerenza interna.

L'analisi della conversazione

Le conversazioni costituiscono un tipo particolare di testo. L'analisi della conversazione ha come oggetto di studio la struttura delle interazioni comunicative verbali attraverso il canale orale tra due o più interlocutori: interviste, interrogazioni, colloqui, richieste, ecc. L'assunto di partenza di ogni analisi della conversazione è che quest'ultima rappresenti un'attività altamente strutturata i cui partecipanti rispettino alcune convenzioni implicite determinate socialmente e acquisite spesso in modo inconscio nel corso della loro formazione.

Durante una normale conversazione numerose variabili entrano in gioco. Alcune di queste, riguardanti la selezione degli argomenti di cui trattare sono di natura semantica. Altre, ad esempio quelle che riguardano il modo in cui si possono presentare certi argomenti in determinati contesti conversazionali, la loro pertinenza oppure la stessa opportunità della loro presentazione sono di natura prettamente sociale. Altre ancora riguardano fattori di natura variabile come il *turn taking* (letteralmente "presa di turno") ovvero il fatto che una conversazione non possa essere un monologo ma che bisogna lasciare spazio agli interlocutori per dire la loro, per interrompere se necessario un flusso di informazioni non troppo chiaro, ecc. Non bisogna infine dimenticare il ruolo decisivo giocato dall'integrazione inconscia di informazioni verbali con informazioni di tipo paralinguistico e cinesico.

Grice (1975) ha postulato l'esistenza di un **Principio di Cooperazione**, in base al quale il contributo che si deve dare ad una conversazione deve essere ancorato alla situazione comunicativa stessa, alle sue coordinate spaziali (il luogo e la situazione in cui avviene) e temporali (il momento in cui ha luogo) e alle sue finalità (gli scopi da perseguire con l'atto comunicativo). La comunicazione si configura quindi come uno scambio di intenzioni comunicative tra gli interlocutori. Grice individua un numero ristretto di **massime conversazionali** che specificano meglio la natura del principio di cooperazione e che vengono continuamente date per scontate: la *massima di quantità*, la *massima di qualità*, la *massima di relazione* e la *massima di modo*. La massima di quantità stabilisce che nel corso di una conversazione il locutore deve evitare di veicolare una quantità eccessiva o troppo scarsa di informazioni. La massima della qualità richiede che il locutore si conformi al principio di verità, che cioè dica la verità, non menta e non asserisca cose di cui non è pienamente sicuro. La massima di pertinenza stabilisce che il locutore sia sempre pertinente con quello che vuole comunicare. La massima di modo, infine, richiede che l'informazione da comunicare venga veicolata in modo appropriato e ben strutturato. Alla base di ogni comunicazione secondo Grice ci sarebbe quindi questa serie di aspettative condivise. Tuttavia, un parlante può non attenersi ad una di queste regole per motivi patologici oppure per motivi di altra natura. Ad esempio, alla base dell'inganno è possibile individuare una violazione della massima di qualità da parte del locutore senza che l'interlocutore ne sia a conoscenza.

Come si è accennato, il modello conversazionale di Grice e i modelli proposti da Austin e Searle, hanno subito forti attacchi da parte degli analisti della conversazione per la sua natura eccessivamente filosofica e troppo poco testata sul campo. In particolare, Clark e Wilkes-Gibbs (1986) riferendo i risultati di un esperimento mirato ad esaminare la natura della referenza nel corso delle normali interazioni comunicative, hanno concluso che il modello di cooperazione di Grice è insufficiente a determinare il reale spessore dell'atto comunicativo e che debba essere tradotto in un nuovo modello di cooperazione comunicativa basato su un principio da essi definito di reciproca responsabilità. Secondo il principio di reciproca responsabilità (Clark H.H. e Wilkes-Gibbs D.T., 1986(la conversazione è resa possibile da un mutuo scambio di informazioni: il locutore, prima di andare avanti con la sua argomentazione, cerca di stabilire se l'ascoltatore (o l'insieme di ascoltatori) ha compreso quello che vuole comunicare, mentre l'ascoltatore (o l'insieme degli ascoltatori) contribuisce a far capire al locutore di aver capito secondo i propri scopi. Capire secondo i propri scopi vuol dire essenzialmente calibrare la soglia di comprensione di quanto viene udito in relazione all'uso che l'ascoltatore pensa di dover fare di quello che il locutore dice. Lo scopo di un interlocutore può variare in base all'uso che pensa di fare dell'informazione ricevuta. Prendendo in considerazione un esempio riportato da Wilkes-Gibbs, se A sta comunicando a B dove abita, la soglia di comprensione di B sarà bassa se questa informazione serve ad esempio solo per rompere il ghiaccio ad una festa, mentre sarà molto più alta se l'informazione serve a B per raggiungere effettivamente l'abitazione di A. Centrale è quindi la nozione di contributo: se per enunciato si intende una frase ben formata da un punto di vista linguistico formale ed arricchita di valori pragmatici e contestuali, per contributo si intende un insieme di enunciati che mirino a stabilire, mediante uno o più scambi di battute tra gli interlocutori, la reciproca comprensione dell'intenzione comunicativa che il locutore vuole trasmettere. Solo quando un contributo è terminato, il locutore può passare al contributo successivo. La conversazione si configura così come uno scambio di contributi ciascuno formato da uno o più enunciati.

Riepilogo

In questo capitolo l'attenzione è stata rivolta alla definizione della nozione di *testo*, inteso come una complessa struttura gerarchicamente ordinata. Sono stati isolati quattro momenti elaborativi principali: un livello concettuale in cui viene concepito quello che si vuole comunicare in base alle conoscenze concettuali e pragmatiche di cui si dispone; un livello superstrutturale in cui ciò che si vuole comunicare viene organizzato in base al tipo di testo che si vuole produrre; un livello definito *text base* in cui è possibile isolare l'elaborazione delle strutture argomentali associate alle entrate lessicali che compongono le frasi (microstruttura) da una elaborazione di più ampio respiro in cui gruppi di frasi che descrivono uno stesso concetto vengono elaborate come unità (macrostruttura); un livello di superficie in cui il prodotto delle elaborazioni precedenti viene organizzato da un punto di vista fonologico, morfologico e semantico per essere prodotto. Nell'ultima parte del capitolo è stato affrontato il problema posto da un tipo particolare di testo, la conversazione.

Capitolo 9
Basi neuroanatomiche del linguaggio

Introduzione

Nei capitoli precedenti sono state individuate e descritte le strutture linguistiche. In questo capitolo verranno prese in considerazione le basi neuroanatomiche del linguaggio, in particolare l'obiettivo primario consisterà nel tracciare una tassonomia dei disturbi linguistici in relazione alle lesioni cerebrali.

La maggior parte delle conoscenze attuali sulla distribuzione anatomo-funzionale dei processi linguistici è frutto di studi condotti a partire dal secolo scorso su pazienti cerebrolesi che mostravano deficit selettivi di una o più modalità dell'elaborazione linguistica[1]. **Marc Dax,** un medico francese che si trovò a curare numerosi soldati feriti durante le campagne napoleoniche, fu probabilmente uno dei primi a notare una forte correlazione tra una lesione dell'emisfero sinistro e problemi di elaborazione linguistica. Tuttavia il suo lavoro venne sostanzialmente ignorato dalla comunità scientifica poiché la maggioranza degli studiosi suoi contemporanei riteneva che le funzioni cerebrali fossero distribuite in modo olistico nel cervello e che non potessero essere localizzate in aree specifiche. Fu necessario giungere al 1861 perché un altro medico francese, arrivato alle medesime conclusioni, non le rese note dando inizio ad una nuova fase degli studi sulle relazioni tra funzioni cognitive e localizzazioni anatomiche: questo medico era **Paul Broca.** Egli esaminò in esami autoptici *post mortem* i cervelli di alcuni pazienti che, in concomitanza di una lesione nella parte posteriore della terza circonvoluzione del lobo frontale dell'emisfero sinistro, mostravano una conservata comprensione linguistica associata ad una deficitaria produzione. Nel 1876 un medico tedesco, **Karl Wernicke,** individuò un'altra correlazione anatomo-funzionale: quella tra disturbi della comprensione linguistica e lesione del terzo posteriore della prima circonvoluzione del lobo temporale dell'emisfero

---

[1] Negli ultimi decenni sono state sviluppate tecniche come la tomografia assiale computerizzata (**TAC**), la visualizzazione con risonanza magnetica (**RM**) e la tomografia ad emissione di positroni (**PET**) che consentono di "vedere" e analizzare le attivazioni cerebrali in soggetti impegnati nell'esecuzione di determinati compiti.

sinistro. La localizzazione emisferica sinistra di entrambe queste aree rafforzò la convinzione che l'emisfero sinistro fosse in qualche modo superiore rispetto al destro: nacque il concetto di *dominanza* emisferica. Un'altra, questa volta duplice, conseguenza della scoperta di Wernicke fu una embrionale presa di coscienza del fatto che funzioni cognitive complesse come la memoria o il linguaggio potessero essere localizzate in aree specifiche della corteccia cerebrale e che la loro localizzazione non dovesse necessariamente comportare un'attivazione limitata in un punto né una generale attivazione pancerebrale ma che potessero essere il frutto di una *attività distribuita* tra vari centri preposti a elaborazioni diverse ma convergenti tramite fibre associative. Wernicke ipotizzò che gli aspetti espressivi del linguaggio fossero distribuiti nell'area identificata da Broca (area di Broca), che gli aspetti ricettivi del linguaggio fossero localizzati nell'area da lui individuata (area di Wernicke) e che queste due aree fossero collegate mediante fasci di fibre associative localizzate in seguito nel giro sovramarginale tra le altre due aree di ricezione visiva ed uditiva e nella regione posteriore del lobo temporale (il *fascicolo arcuato*). Avanzò l'ipotesi che una lesione all'area di Broca dovesse determinare l'insorgere di una afasia "motoria" (afasia di Broca), che una lesione dell'area di Wernicke determinasse l'insorgere di una afasia "sensoriale" (afasia di Wernicke) e che una lesione ai fasci di fibre associative, responsabili dell'integrazione delle informazioni visive ed uditive nei compiti di lettura ad alta voce, di ripetizione o di scrittura, potesse condurre ad una "afasia di conduzione".

Il modello anatomo-funzionale del linguaggio proposto da Wernicke aveva ancora un grosso limite: se da un lato individuava in modo rigorosamente scientifico alcuni centri preposti all'elaborazione del linguaggio, dall'altro non prendeva in considerazione l'aspetto semantico-concettuale della programmazione linguistica. Questo limite venne colmato da un altro medico tedesco, Lichteim (1885) che postulò l'esistenza di un centro di informazione ed immagazzinamento dei concetti sovrapposto ai centri uditivo ed esecutivo, l'antecedente teorico del centro di elaborazione semantico-concettuale considerato ormai alla base dei processi di comprensione e di produzione linguistica. In particolare, secondo Lichteim la dislocazione anatomo-funzionale del linguaggio nel cervello consiste di tre centri elaborativi principali, un *centro per l'analisi uditiva* (A) nell'area di Wernicke, un *centro per l'implementazione articolatoria-motoria* (M) nell'area di Broca ed un *centro dei concetti* (B) collegati tra loro da fasci di fibre (Fig. 9.1).

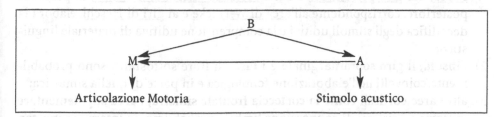

Figura 9.1. La distribuzione anatomo-funzionale del linguaggio secondo Lichteim

La localizzazione emisferica delle funzioni linguistiche

Le funzioni linguistiche sono localizzate nella parte del sistema nervoso centrale contenuta nella scatola cranica nota come **encefalo** e costituita dai due **emisferi cerebrali** divisi tra loro da una profonda scissura, la **fessura interemisferica**. Una complessa rete di connessioni rende ogni parte del cervello interattiva nei confronti del resto del sistema nervoso centrale: mentre le **fibre nervose di associazione** collegano parti diverse dello stesso emisfero e le **fibre nervose di proiezione** collegano la corteccia con le zone subcorticali, le **fibre nervose trasversali**, come quelle che costituiscono il **corpo calloso** (una lamina di sostanza bianca alla base della fessura interemisferica) connettono gli emisferi cerebrali. Ciascun emisfero è specularmente suddivisibile in almeno quattro **lobi**: frontale, parietale, temporale e occipitale. Ogni lobo è responsabile prevalentemente dello svolgimento di una determinata funzione: i lobi frontali programmano e controllano prevalentemente le funzioni motorie; i lobi parietali elaborano prevalentemente le informazioni sensoriali tattili; i lobi temporali sono soprattutto responsabili del processamento delle informazioni sensoriali uditive, della memoria e del comportamento emotivo; i lobi occipitali, infine, sono coinvolti nella elaborazione delle informazioni visive.

Gli emisferi sono rivestiti da una sostanza grigia, la **corteccia cerebrale**, percorsa da circonvoluzioni o **giri**, le parti in cui la corteccia si piega all'infuori, e da avvallamenti, i **solchi**. In particolare, due solchi permettono di distinguere i lobi: il *solco laterale* (o scissura di Silvio), che separa il lobo frontale da quello temporale, e il *solco centrale* (o scissura di Rolando), che separa il lobo frontale da quello parietale. Tra i numerosi giri presenti nel cervello degni di nota in relazione al linguaggio sono il *giro angolare*, situato nel lobo parietale all'estremità superiore del solco laterale, il piede della terza circonvoluzione frontale (area di Broca), il *giro precentrale*, e il *giro temporale superiore*.

Nell'emisfero sinistro le funzioni linguistiche sono distribuite in due dimensioni diverse: a livello corticale e a livello sottocorticale. A livello corticale si distinguono le seguenti aree:

1) l'**area perisilviana** (l'area intorno alla scissura di Silvio): la porzione anteriore di quest'area coinvolta nella produzione linguistica è costituita dall'area di Broca, dal giro precentrale e dalla sostanza bianca sottostante; la porzione posteriore, corrispondente all'area di Wernicke e ai giri di Heschl, elabora la decodifica degli stimoli uditivi e la comprensione uditiva di materiale linguistico;

2) l'**insula**, il **giro sopramarginale** e i **fasci di fibre sottostanti** sono probabilmente coinvolti nell'elaborazione fonologica e in parte di quella sintattica;

3) altre aree corticali come la **corteccia frontale sinistra**, l'**area supplementare motoria** e i **sistemi di connessione limbica** probabilmente interagiscono con il settore perisilviano anteriore nell'organizzazione del discorso;

4) L'area situata nella **porzione posteriore del lobo occipitale** (la **corteccia visiva**) è deputata all'analisi degli stimoli visivi implicati nella elaborazione della lettura.

Come accennato in precedenza, il linguaggio non è solo un fenomeno corticale: un ruolo importantissimo è rivestito anche dalle **aree subcorticali**, come i *nuclei della base* e il *talamo di sinistra*, probabilmente coinvolto nell'elaborazione dell'informazione semantico-lessicale.

I due emisferi sono <u>anatomicamente</u> quasi del tutto simmetrici: l'unica grande eccezione è costituita dall'area del *planum temporale*, regione posta nella porzione superiore del lobo temporale tra l'area di Wernicke ed i giri di Heschl, che nel 65% dei casi è più estesa nell'emisfero sinistro mentre solo nell'11% dei casi è più ampia nell'emisfero destro. I due emisferi sono tuttavia <u>funzionalmente</u> asimmetrici poiché alcune funzioni cognitive non sono ugualmente distribuite. Si noti che però attribuire una data facoltà cognitiva ad un emisfero non implica che tale distribuzione debba essere totale. Un esempio è dato proprio dal linguaggio, localizzato prevalentemente nell'emisfero sinistro ma elaborato in certe sue caratteristiche anche dall'emisfero destro. Nell'emisfero sinistro sono probabilmente localizzate le funzioni seriali dell'elaborazione linguistica, ovvero le strutture fonetico/fonologiche, quelle morfosintattiche e parte di quelle semantiche. Nell'emisfero destro risiedono funzioni di tipo parallelo come gli aspetti pragmatici, prosodici e parzialmente semantici che sfruttano una vasta attivazione contemporanea di informazioni diverse.

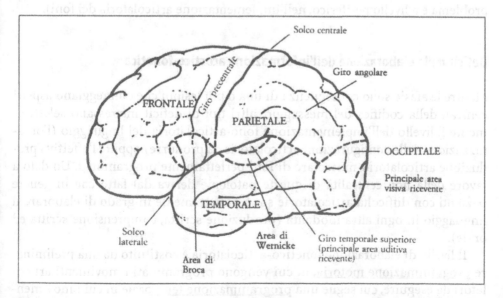

Figura 9.2. Le aree cerebrali coinvolte nella elaborazione linguistica (da Akmajian e coll., 1979. MIT Press)

Disturbi delle funzioni linguistiche

Il modello cognitivo dell'elaborazione lessicale prevede una struttura composita suddivisa in più livelli organizzati in modo diverso in base al tipo di compito linguistico da svolgere (cfr. capitoli 1 e 10). Nella *produzione orale* la parola da produrre viene pianificata dal sistema semantico-concettuale e da qui inviata prima ad un lessico fonologico di uscita dove riceve la codificazione linguistica e poi ad un buffer fonologico in cui i fonemi selezionati vengono tenuti in attesa di essere effettivamente pronunciati. Nel caso della *produzione scritta* la parola, dopo essere stata pianificata nel sistema semantico e codificata nel lessico ortografico di uscita, viene inviata al buffer grafemico in attesa di essere scritta; nella *comprensione orale* l'input orale viene elaborato dal sistema di analisi uditiva e da qui inviato prima al lessico fonologico di input e poi al sistema semantico dove viene compreso; nella *comprensione scritta*, infine, l'input visivo, elaborato dal sistema di analisi visiva e poi dal lessico ortografico di input viene inviato al sistema semantico.

L'incapacità da parte di pazienti cerebrolesi di produrre o comprendere singole parole o interi enunciati comprensibili può essere dovuta selettivamente ad un deficit di natura semantica (se il paziente non riesce ad associare la parola adatta per il concetto da esprimere), sintattica (se non può organizzare in modo adeguato i sintagmi per formare frasi), morfologica (se non riesce ad assemblare in modo corretto i morfemi della parola), fonologica (se non riesce ad associare alla parola la giusta serie di fonemi oppure i giusti tratti fonematici di ciascun fonema), fonetica (come nei casi di agnosia uditiva o visiva) o articolatoria (se il problema è a livello periferico, nell'implementazione articolatoria dei foni).

Deficit nella elaborazione dell'informazione acustico-fonetica

Mentre le afasie sono conseguenza di una o più lesioni che danneggiano aspetti centrali della codifica del messaggio, altri tipi di deficit interessano selettivamente il livello dell'implementazione fono-articolatoria del linguaggio (l'organizzazione delle configurazioni articolatorie da produrre) oppure l'effettiva produzione articolatorio-muscolare di foni perfettamente programmati. Un dato a favore della non centralità di queste patologie deriva dal fatto che in genere pazienti con difficoltà articolatorie sono perfettamente in grado di elaborare il linguaggio in ogni altra modalità (produzione scritta, comprensione scritta ed orale).

Il livello di elaborazione fonetico-articolatoria è costituito da una preliminare programmazione motoria, in cui vengono programmati i movimenti articolatori da eseguire, cui segue una programmazione temporale in cui i movimenti pianificati vengono tarati in termini di successione temporale, determinando in tal modo parametri come il VOT che, come si ricorderà dal capitolo 3, è il tempo di insorgenza della sonorità dopo il rilascio dell'occlusione. Disturbi neuromotori possono interferire con la corretta elaborazione di questi processi. Possono ad esempio determinare un'asincronia nella disposizione degli articolatori mobili nel filtrare l'onda periodica proveniente dalla laringe così da non consentire la corretta articolazione di determinati foni o l'attivazione del meccanismo laringeo nella pronuncia di contoidi sonori.

Tra le patologie che colpiscono il livello di articolazione fonica la **balbuzie** è forse la più diffusa. Essa insorge mediamente in età evolutiva tra i 2 e gli 8 anni e non sembra essere collegata alla presenza di problemi linguistici di tipo centrale. I balbuzienti infatti sono in genere perfettamente in grado di elaborare qualunque altro tipo di informazione linguistica. Il problema è unicamente articolatorio, di sincronizzazione temporale dei movimenti dei muscoli e degli articolatori mobili coinvolti nella produzione. Vengono distinti quattro tipi di balbuzie: mentre la *balbuzie dello sviluppo* è caratterizzata da eloquio per lo più fluente con ripetizioni limitate all'inizio delle parole, la *balbuzie franca* rende l'eloquio molto più difficoltoso e le ripetizioni possono occorrere anche all'interno di parole. La balbuzie franca è associata a microlesioni dell'area perisilviana che però risparmiano l'area di Wernicke e l'area di Broca. Fenomeni correlati alla balbuzie sono pure il *cluttering*, caratterizzato da un eloquio balbuziente ma veloce e la *palilalia* consistente in frequentissime ripetizioni di sillabe o addirittura di intere parole.

Un disturbo diverso è costituito dall'insieme di patologie associate a lesioni del sistema nervoso centrale oppure periferico che consistono nella incapacità di articolare in modo appropriato parole per il resto già elaborate perfettamente nei livelli di elaborazione linguistica superiori e che vanno sotto il nome generale di **disartria**. La gamma dei disturbi disartrici è molto ampia, potendo essere molto ampio il *range* di possibili deficit ad essa correlati. Tra i disturbi disartrici ricordiamo l'insufficienza prosodica, consistente nell'impossibilità di modificare il tono di voce e la sonorità necessarie nei normali processi accentativi, la stenosi fonatoria, costituita da una produzione fonica di tono basso, l'eccesso prosodico, caratterizzato da accentuazioni eccessive e l'incompletezza articolatorio-risonatoria, caratterizzata da ipernasalità (se il velo del palato è interessato da una paresi i foni risultanti vengono articolati in modo *ipernasale*, poiché il meccanismo oro-nasale ne risulta danneggiato) e da articolazioni contoidali approssimate o incomplete.

L'**aprassia dell'articolazione** (o *anartria*) consiste in una elaborazione deficitaria a livello della programmazione articolatoria. A differenza della disartria, che è in sostanza un deficit periferico dell'apparato fonatorio che colpisce l'articolazione dei foni e non un deficit centrale che coinvolge invece la programmazione stessa dell'articolazione, l'aprassia dell'articolazione è un deficit direttamente connesso ad una lesione dell'emisfero sinistro. Se ne distinguono due tipi. Può essere associata ad una afasia di Broca oppure, più di rado, può comparire in assenza di altri sintomi o lesioni (*anartria pura*). I pazienti affetti da anartria mostrano una notevole difficoltà nell'articolare correttamente le parole che hanno in mente pur mantenendo relativamente intatta la loro capacità di programmarle. Le parole prodotte, riconoscibili ma errate dal punto di vista articolatorio, sono dette *parafasie fonetiche*. Possono ad esempio non essere più in grado di sonorizzare foni sonori producendo i foni sordi corrispondenti a causa della deficitaria programmazione del meccanismo laringeo (pronunciando *catto* invece di *gatto*) oppure possono non riuscire a produrre foni difficili da un punto di vista articolatorio come le fricative che vengono sostituite dalle affricate o dalle occlusive corrispondenti per l'incapacità di controllare in modo adeguato le contrazioni muscolari della cavità buccale.

In caso di lesioni alle aree del linguaggio nell'emisfero sinistro possono insorgere sindromi di tipo afasico (**afasia espressiva**). Anche i pazienti afasici possono produrre parafasie fonetiche, al punto che non sempre è immediata la distinzione tra la natura disartrica o afasica di un disturbo di tipo articolatorio. Un modo pratico consiste nel sottoporre il paziente a compiti di scrittura, poiché mentre il disartrico ha problemi unicamente nell'articolazione e quindi non dovrebbe presentare deficit di scrittura, il paziente afasico, vista la natura centrale del disturbo, può presentare notevoli problemi in compiti di questo tipo.

Il processo di comprensione si articola in due fasi: una preliminare fase di decodifica del segnale acustico in cerca degli indici invarianti ed una successiva fase di discriminazione fonologica e morfofonologica in cerca dei tratti distintivi di riferimento. Sono stati osservati deficit selettivi di una o dell'altra fase. Blumstein e coll. (1977) hanno ad esempio riportato casi di pazienti incapaci di analizzare il tempo di insorgenza della sonorità, il Voice Onset Time (VOT), delle consonanti occlusive delle parole udite. Saffran e coll. (1976) hanno descritto pazienti affetti da sordità selettiva per le parole, ma in grado di udire suoni di natura non linguistica come rumori o melodie. Altri studi, infine, hanno mostrato casi di pazienti non più in grado di discriminare tra vocali e consonanti, oppure compromessi in altri tipi di funzioni acustiche. Il meccanismo di percezione acustica può essere danneggiato a più livelli. In corrispondenza di una lesione bilaterale delle vie acustiche centrali si ha una perdita completa della capacità uditiva nota come **sordità corticale**. Un caso particolare di deficit nella elaborazione dell'informazione acustico-fonetica durante la fase di comprensione è costituito dai casi di **agnosia verbale uditiva** o *sordità verbale pura* (Kussmaul A., 1887; Lichteim L., 1885), in cui il disturbo colpisce selettivamente il riconoscimento dei suoni verbali. La causa di questa sindrome è da ricercarsi in microlesioni vascolari bilaterali che separano l'area di Wernicke dalle aree acustiche primarie di Heschl. I pazienti affetti da sordità verbale pura, pur non presentando alcun deficit uditivo periferico e pur essendo ancora in grado di udire i suoni non verbali, non riescono a comprendere ciò che viene detto loro mostrando quindi una prestazione deficitaria nella comprensione uditiva, nella ripetizione e nella scrittura sotto dettatura, mentre lettura, scrittura ed eloquio rimangono normali o solo parzialmente alterati. Infine, l'**agnosia acustica** (Vignolo L.A., 1982) è caratterizzata dalla difficoltà o impossibilità di riconoscere i suoni non verbali.

Deficit di natura fonologica

Durante la produzione la competenza fonologica elabora le informazioni che le giungono dai livelli di concettualizzazione superiori eseguendo almeno tre tipi di compiti: attiva nel lessico fonologico di output l'informazione fonologica associata alla parola da produrre; accede ad essa; elabora il sequenziamento della rappresentazione fonologico-lessicale che la parola deve avere. Di conseguenza, i disturbi del livello fonologico possono avere più di una causa.

I pazienti afasici possono produrre parole più o meno distorte dal punto di vista fonologico. Con il termine **parafasia fonemica** si indica una parola riconoscibile ma fonologicamente deviante per la selezione errata di alcuni tratti distintivi oppure per la omissione, sostituzione o aggiunta di materiale fonologico estraneo alla parola target (ad esempio *piappi* al posto di *piatti*, *tranto* invece di *tanto*, *seda* al posto di *sedia*). Il **neologismo** è una parola completamente incomprensibile (ad esempio *pirricchi*). Una serie di enunciati resi incomprensibili dalla presenza massiccia di neologismi viene classificata come **gergo neologistico** se i neologismi sono comunque connessi tra di loro da parole funzione (articoli, preposizioni, congiunzioni) realmente esistenti, oppure come **gergo fonemico** se sono di tipo neologistico anche le parole funzione. Le correzioni spontanee ma inutili che i pazienti possono effettuare per pronunciare correttamente la parola target vengono dette **conduites d'approche fonemiche.**

Mentre stabilire il tipo di disturbo fonologico che interessa la produzione è relativamente semplice, comprendere i motivi alla base di una mancata comprensione lessicale può presentare una situazione più complessa dovuta ad una errata discriminazione fonologica o semantica. Il paziente può non comprendere quanto gli viene detto o perché non ha analizzato in modo adeguato dal punto di vista fonologico la parola udita, o perché non è stato in grado di accedere al significato. Secondo la distinzione introdotta da Levelt (1989) il problema fonologico sorgerebbe unicamente nello stadio del *lessema* (vedi capitolo 10) corrispondente all'attivazione delle caratteristiche morfofonologiche dell'entrata lessicale udita, mentre in casi di problemi semantici ad essere deficitario sarebbe l'accesso al *lemma*, la rappresentazione astratta e semantica della parola. Un modo per determinare se il deficit sia di natura semantica oppure fonologica consiste nel sottoporre il soggetto ad un compito a due fasi. Preliminarmente si chiede al paziente di selezionare l'oggetto, ad esempio /'pa:ne/, indicato dall'esaminatore tra una rosa di più oggetti la cui denominazione è fonologicamente simile a quella dello stimolo (/'ra:ne/, /'ka:ne/, /'pa:ne/, ecc.). In secondo luogo si chiede al paziente di selezionare un oggetto indicato dall'esaminatore, ad esempio una *pera*, tra una rosa di oggetti che appartengono alla medesima categoria concettuale (*mela, arancia, banana, pera,* ecc.). La prima fase consente di determinare se il paziente mostra problemi di natura fonologica; la seconda consente di determinare se il problema è di natura semantico-concettuale.

Deficit di natura morfosintattica e sintattica

In compiti di produzione gli enunciati possono essere caratterizzati da <u>omissioni</u> o <u>sostituzioni</u> di funtori (articoli, pronomi, congiunzioni e ausiliari) o di morfemi legati (flessivi e derivazionali). I pazienti che presentano problemi nella elaborazione grammaticale vengono detti *agrammatici.* In particolare, le produzioni caratterizzate da eloquio spontaneo e fluente costellato di sostituzioni di morfemi liberi, in particolare funtori, o legati (flessivi e derivazionali) vengono definite **paragrammatiche.** Ad esempio in una frase come **Il macchina si è rotto* sono presenti entrambi i tipi di paragrammatismo: nel sintagma nominale **Il macchina* il determinante maschile singolare sostituisce il determinante femminile singolare (*la*) richiesto dalla testa nominale *macchina*; nel sintagma verbale **si è rotto* al corretto morfema flessivo femminile singolare *–a* è stato sostituito il morfema flessivo maschile singolare *–o* violando in tal modo il vincolo di accordo che lega la testa nominale *macchina* al verbo.

Sul versante della comprensione sintattica, i pazienti con deficit di natura morfosintattica e sintattica mostrano casi diversi. Ad esempio, Goodglass e coll. (1979) hanno riferito di alcuni pazienti in grado di comprendere con differenti livelli accuratezza frasi simili presentate con strutture sintattiche diverse: la comprensione della frase *Marco, sollecitato dal padre, sostiene l'esame* è ad esempio meno accurata della comprensione della frase *Marco è sollecitato dal padre e sostiene l'esame.* Linebarger (1983) e Schwartz (1980) hanno riferito il caso di pazienti non più in grado di assegnare i corretti ruoli tematici pur essendo ancora capaci di esprimere giudizi di grammaticalità sulle frasi presentate. In questo caso i soggetti mostrano di avere un deficit nella selezione-s ma non nella selezione-c del contesto richiesto dalle entrate lessicali. Ad esempio, la comprensione della frase reversibile *La donna ama l'uomo* presuppone che il soggetto non solo identifichi la frase come grammaticale (poiché la testa verbale *amare* seleziona-c due sintagmi nominali: [amare]V [+ SN _____ SN]), ma anche che assegni ai due SN selezionati i giusti ruoli tematici di agente e di tema dell'azione espressa dal predicato.

Shallice (1988) e Vallar e Baddeley (1984) hanno avanzato l'ipotesi che problemi di comprensione sintattica possano scaturire da deficit a carico della memoria di lavoro in cui l'informazione fonologica in entrata viene mantenuta al fine di ricostruire il significato della frase. Secondo altri (come Caplan D. e

Hildebrandt e coll. [1987]), il problema deriverebbe invece dall'incapacità di processare le tracce che i costituenti lasciano nella struttura-s dopo il movimento (cfr. capitolo 5).

Deficit di natura semantica

Disturbi di natura semantica, caratterizzati ad esempio da accentuata difficoltà nell'eseguire compiti di denominazione di figure e di comprensione di singole parole, possono insorgere per almeno due motivi: la perdita delle informazioni immagazzinate nella memoria semantica oppure l'impossibilità di accedere correttamente all'informazione nella memoria semantica. In linea con l'ipotesi che nel sistema semantico le informazioni logico-concettuali siano costituite da tratti semantici (vedi capitolo 6) e raggruppate in macrocategorie concettuali (ad esempio: animali; frutta; mobili; ecc.), sono stati descritti numerosi casi di pazienti con deficit semantici selettivi sia in produzione (nella capacità di identificare parti del corpo: Warrington E.K., 1975; Warrington e McCarty R.A., 1983) che in comprensione (nella comprensione di parole appartenenti alla categoria della frutta e della verdura: Basso A., Capitani E. e Laiacona M., 1988; Sartori G. e Job R., 1988; Semenza C. e Zettin M., 1989).

Si parla di **anomia** quando in compiti di produzione i pazienti non sono più in grado di reperire nel lessico mentale le parole di cui hanno bisogno producendo entrate lessicali inesistenti o inappropriate. Spesso questi pazienti cercano di comunicare "girando intorno" alle parole target in produzioni imprecise dette **circonlocuzioni** (ad esempio, non potendo dire "cucchiaio" ne descrivono nei limiti imposti dal loro deficit l'uso, la forma e il colore). Se, pur non riuscendo a trovare la parola adeguata ne usano una contestualmente errata ma semanticamente correlata alla parola target si parla di **parafasia semantica**. Ad esempio, se la parola target è *sedia* e il paziente dice *armadio*, evidentemente è stata attivata la categoria semantica corretta, quella del MOBILIO, con tutte le entrate lessicali che ne fanno parte, ma l'attivazione maggiore non è stata quella della parola target ma quella di una parola che con essa condivide molti tratti semantici. Se infine al posto della parola target viene prodotta una parola contestualmente e semanticamente inappropriata (ad esempio *banana* invece di *sedia*) si parla di **parafasia verbale**. Se l'eloquio è costituito in prevalenza da parafasie semantiche o verbali gli enunciati emessi dal paziente formano un **gergo semantico** (o *gergofasia semantica*) ed i tentativi di approssimare semanticamente la parola target vengono definiti **conduites d'approche semantiche**. Si è già accennato alla difficoltà di determinare la natura semantica o fonologica di un deficit di comprensione a causa della natura ambigua degli stimoli presentati e degli errori prodotti. Tuttavia, secondo molti autori (Gainotti G., 1983; Caplan D. 1992) i disturbi semantici, per la loro natura centrale nei processi di elaborazione lessicale, devono riflettersi sia in problemi di produzione che di comprensione. Di conseguenza, per diagnosticare un deficit semantico non basta constatare la presenza di una prestazione deficitaria unicamente nella comprensione o nella produzione che in questa ottica costituiscono la "periferia" del modello di elaborazione lessicale (cfr. Fig. 1.7).

Un'ultima questione riguarda l'esistenza di un solo sistema semantico oppure di sistemi semantici multipli. In genere i pazienti afasici con problemi di denominazione non riescono più a denominare le parole indipendentemente dalla modalità sensoriale di presentazione (uditiva, visiva, tattile, olfattiva) (cfr. Goodglass H. e coll., 1968). Esistono però alcuni rari casi di pazienti afasici che mostrano difficoltà nella denominazione di stimoli presentati in una sola modalità sensoriale (**afasie specifiche per modalità sensoriale**): <u>anomia tattile</u> (Beauvois M.F. e coll. 1978); <u>anomia visiva</u> (Beauvois M.F. 1982); <u>anomia acustica</u> (Denes G. e Semenza C. 1975). In questo quadro di afasie specifiche per categorie rientrano anche le osservazioni, anch'esse rare, di pazienti con anomie categoriali, in grado cioè di comprendere alcune categorie di nomi e non altre.

Le sindromi afasiche

Poiché le funzioni linguistiche hanno una doppia organizzazione cerebrale, una a livello corticale ed una a livello sottocorticale, le **afasie** possono essere suddivise in due gruppi:

a) afasie corticali, ulteriormente divisibili in afasie provocate da lesioni di particolari aree nevralgiche dell'elaborazione linguistica (afasia di Broca, afasia di Wernicke e afasia globale) ed afasie conseguenti a lesioni delle fibre associative che connettono i centri del linguaggio (afasia di conduzione, afasie transcorticali, sordità verbale pura, afasia anomica, afasia con agrafia);
b) afasie sottocorticali.

Afasie corticali

1) **Afasia di Broca (o afasia espressiva o afasia motoria)**: l'afasia di Broca è in genere associata ad una lesione vascolare dell'area di Broca e delle zone limitrofe. Si manifesta con una serie di sintomi che possono variare da forme gravissime, in cui si ha perdita totale di ogni capacità espressiva verbale, a forme più lievi in cui il paziente è comunque in grado di dire qualcosa, anche se con notevole sforzo. L'eloquio degli afasici di Broca è nel complesso **non fluente**, costituito da poche parole brevi e spezzettate, assemblate in sequenze sintagmatiche telegrafiche con scarsa coesione interna per l'uso di aggettivi, verbi transitivi e nomi combinato con una relativa mancanza di funtori grammaticali (articoli, congiunzioni, preposizioni). Nonostante questa difficoltà

espressiva, gli afasici di Broca mostrano di avere una relativamente preservata capacità di discriminare e selezionare i significati da comunicare. Le poche parole prodotte sono spesso deformate in modo parziale (parafasie fonetiche e fonologiche) oppure in modo tale da rendere impossibile il riconoscimento della parola prodotta (neologismi). Una lesione all'area di Broca può anche portare a casi di aprassia articolatoria, l'incapacità di articolare in modo adeguato i foni a causa di problemi fono-articolatori. Sul versante della comprensione, pur nel quadro di una relativamente preservata comprensione uditiva e scritta del materiale linguistico presentato, gli afasici di Broca mostrano una certa difficoltà nel comprendere frasi sintatticamente complesse. Per quanto infine riguarda la scrittura, gli afasici di Broca producono unicamente parole contenuto, omettendo le parole funzione e compiendo errori ortografici definiti **paragrafie**.

2) **Afasia di Wernicke (o afasia sensoriale o afasia ricettiva)**: l'afasia di Wernicke è associata ad una lesione vascolare dell'area di Wernicke con variabile estensione alle strutture corticali e sottocorticali circostanti. Gli afasici di Wernicke mostrano un eloquio **fluente** emesso senza un eccessivo sforzo e corretto dal punto di vista prosodico ma costellato di errori fonologici (parafasie fonologiche), semantici (parafasie semantiche e verbali) e sintattici (paragrammatismi). Gli afasici di Wernicke mostrano inoltre problemi nella comprensione di brani letti (alessia) e nella scrittura (agrafia). In particolare, sul versante della scrittura gli afasici di Wernicke sono caratterizzati da una produzione grafica ricca di parole funzione ma carente di parole contenuto spesso incomprensibili (**neologismi grafici**).

3) **Afasia globale**: è la sindrome afasica più grave essendo dovuta a lesioni che coinvolgono tutte le aree dell'emisfero sinistro deputate all'elaborazione del linguaggio. L'eloquio di questi pazienti è non fluente, caratterizzato dalla presenza di parafasie e di parole stereotipate. Gli afasici globali presentano anche deficit di comprensione uditiva.

4) **Afasia di conduzione**: è dovuta ad una lesione dell'area soprasilviana con estensione alla sostanza bianca del fascicolo arcuato che connette le aree associative temporali e frontali. L'afasia di conduzione è caratterizzata da eloquio fluente ma parafasico e ricco di circonlocuzioni e *conduites d'approche*. Pur in presenza di una buona comprensione uditiva e visiva, la ripetizione di parole lette o udite è particolarmente compromessa poiché la lesione, che come si è visto interessa il fascicolo arcuato, impedisce di inviare le informazioni ricevute ed elaborate dalla corteccia uditiva e dall'area di Wernicke all'area di Broca ed alla corteccia motoria. Il fascicolo arcuato connette infatti la corteccia uditiva (in cui vengono elaborati i segnali acustici provenienti dall'apparato uditivo periferico) con l'area di Wernicke (in cui ha luogo l'associazione uditiva con la relativa comprensione in termini linguistici di quanto ricevuto), con la corteccia motoria e con l'area di Broca (in cui il prodotto dell'elaborazione linguistica precedente viene a sua volta elaborato per

la produzione). I soggetti colpiti da afasia di conduzione mostrano lievi problemi di scrittura producendo per lo più **paragrafie letterali** consistenti in parole scritte riconoscibili ma caratterizzate da sostituzioni di grafemi rispetto alla parola target.

5) **Afasie transcorticali:** le afasie transcorticali sono caratterizzate da prestazioni linguistiche deficitarie con ripetizione preservata. Si distinguono tre tipi di afasie transcorticali:

   a) **afasia transcorticale motoria:** sindrome afasica associata a lesioni corticali in punti diversi che interrompono le connessioni tra il settore anteriore delle aree del linguaggio e le altre strutture frontali. È caratterizzata da eloquio non fluente e asintattico con preservata capacità di denominazione e di comprensione;

   b) **afasia transcorticale sensoriale:** questa sindrome afasica può insorgere in corrispondenza di atrofia cerebrale generalizzata come anche di lesioni focali nell'area temporo-parieto-occipitale. È caratterizzata da eloquio fluente ma comprensione uditiva deficitaria;

   c) **afasia transcorticale mista:** è dovuta a lesioni corticali estese. L'eloquio rimane fluente ma ricco di ecolalie. La comprensione è deficitaria.

6) **Afasia anomica:** è da molti considerata una sindrome afasica non collegata ad una lesione di zone specifiche della corteccia. In molti casi è comunque associata ad una lesione parieto-occipitale e ad un danno marginale della zona del linguaggio. Questa sindrome afasica è caratterizzata da un eloquio fluente ma anomico con conseguente uso massiccio di circonlocuzioni. La ripetizione e la comprensione uditiva e scritta rimangono buone.

Afasie sottocorticali

In alcuni casi possono insorgere disturbi del linguaggio in seguito a lesioni sottocorticali. Le strutture sottocorticali sono situate alla base degli emisferi sotto la corteccia cerebrale. Tra le strutture sottocorticali si ricordano qui i **gangli della base** (tre grossi nuclei, il *nucleo caudato*, il *putamen* e il *globus pallidus*) ed il **talamo** anch'esso una struttura formata da un insieme di nuclei (cfr. Fabbro F., 1996). I dati a nostra disposizione indicano che sia i gangli della base che il talamo dell'emisfero sinistro svolgono effettivamente alcune funzioni linguistiche. La produzione linguistica di pazienti con lesioni ai nuclei della base è infatti non fluente e costellata di parafasie semantiche e verbali associate però ad una normale comprensione e ripetizione. Se la lesione interessa il *talamo* dell'emisfero sinistro il quadro clinico è caratterizzato da eloquio spontaneo scarso, volume vocale ridotto e frequenti parafasie verbali, mentre la ripetizione è conservata e la compromissione della comprensione uditiva è modesta.

Il linguaggio nell'emisfero destro

Il concetto di dominanza emisferica è stato preponderante al punto che per quasi un secolo si è prevalentemente ritenuto che l'elaborazione linguistica avvenisse unicamente a carico dell'emisfero sinistro, concepito come l'emisfero dominante, e che l'emisfero destro fosse per certi aspetti un emisfero inferiore. Prevalentemente, non assolutamente, poiché già a cavallo tra il XIX ed il XX secolo scienziati come Hughlings Jackson [1915] ritenevano che l'emisfero destro fosse in grado di elaborare un determinato tipo di informazione linguistica. La situazione è lentamente mutata negli ultimi quarant'anni, grazie alle sempre più numerose osservazioni di pazienti che in correlazione a lesioni emisferiche destre mostrano di avere problemi di natura visuo-spaziale, nel riconoscimento di volti, nel comporre figure complesse, nel disegnare e nel comprendere alcuni aspetti del linguaggio verbale.

Ormai non è più possibile concepire l'esistenza di un emisfero dominante ed uno dominato: al concetto di dominanza si è gradualmente sostituito quello di lateralizzazione. La **lateralizzazione** è un processo di progressiva specializzazione di un emisfero nella elaborazione di una determinata funzione cognitiva. Secondo Lenneberg (1967) al momento della nascita i due emisferi sono equipotenziali e perfettamente simmetrici. Secondo la sua ipotesi, le strutture cognitive si evolverebbero gradualmente specializzandosi nell'uno o nell'altro emisfero. Il processo di lateralizzazione sarebbe completo entro la fine della pubertà portando ad una completa asimmetria nella distribuzione delle funzioni cognitive nei due emisferi.

Questa posizione è stata rigettata da Brown (1976, 1981), Brown e Jaffe (1975) e da Goldberg e Costa (1981) secondo cui il processo di lateralizzazione non terminerebbe mai proseguendo per tutta la vita. Secondo questi autori, nella fase di graduale specializzazione delle funzioni linguistiche in determinate aree dell'emisfero sinistro dovrebbe verificarsi una contemporanea riduzione delle capacità linguistiche dell'emisfero destro: di conseguenza la correlazione tra lesione dell'emisfero destro e insorgenza di deficit di natura linguistico-comunicativa dovrebbe essere più probabile in pazienti giovani rispetto ai soggetti più anziani. Per verificare l'esattezza di questa ipotesi sono stati condotti diversi esperimenti (ad esempio Brown e Grober [1983], Brust e coll. [1976], Coppens [1991], Nocentini e coll. [1994]) che però, per la natura a volte contraddittoria dei risultati, non hanno ancora permesso di dirimere la questione in modo definitivo.

Al di là del fatto che il processo duri per tutta la vita o solo per un periodo limitato di tempo quello che importa in questa sede è sottolineare che nei bambini l'emisfero sinistro tende a specializzarsi nella elaborazione di un certo tipo di informazione linguistica fin dai primissimi anni di vita (in modo particolare le elaborazioni di tipo fonetico, fonologico, morfologico, sintattico e parzialmente semantico-lessicale) e l'emisfero destro in un altro tipo di elaborazione (parzialmente testuale, pragmatica, parzialmente semantico-lessicale, prosodica).

Per quanto riguarda l'**elaborazione testuale**, Wapner e coll. (1981) riportano casi di cerebrolesi destri non più in grado di processare testi con contenuto emozionale mentre Delis e coll. (1983), Huber e Gleber (1982) hanno constatato la difficoltà trovata da alcuni pazienti esaminati nel determinare il valore di coerenza di un testo, non essendo più in grado di rigettare o mantenere eventi incongrui all'interno di testi. I cerebrolesi destri mostrano anche difficoltà nell'elaborazione di informazioni di natura **pragmatica** e contestuale. Osservazioni sperimentali hanno infatti suggerito la possibilità che possano non essere più in grado di compiere in modo adeguato ragionamenti inferenziali (Brownell HH e coll., 1986): comprensione degli aspetti non letterali, metaforici o legati ai modi di dire o alla morale di una favola (Gardner H e coll. 1983); comprensione degli aspetti umoristici o satirici connaturati ad un atto comunicativo (Joanette Y, Goulet P., Hannequin D., 1990). Incerti sono i dati riguardanti le **abilità semantico-lessicali** residue nei cerebrolesi destri. Gazzaniga e Sperry (1967) e Gazzaniga e Hillyard (1971) riportano ad esempio il caso di due pazienti commessurotomizzati[2] il cui emisfero destro era perfettamente in grado di comprendere sostantivi comuni e di associare la parola giusta a oggetti e figure comuni mostrando quindi un effetto facilitante della frequenza sulla possibile elaborazione lessicale dell'emisfero destro. Al contrario, Gainotti e coll. (1983) e Bishop e Byng (1984) suggeriscono che le compromissioni semantico-lessicali osservate nei pazienti cerebrolesi destri possano essere ricondotte a disordini di natura visuo-percettiva e quindi non linguistica. Numerosi risultati sperimentali attestano infine la presenza di deficit di natura **prosodica** in soggetti con lesione emisferica destra (tra gli altri, Ross E, 1981) che mostrano difficoltà nella elaborazione di aspetti prosodici sia di natura linguistica che emozionale (cfr. capitolo 2).

---

[2]   Si tratta di pazienti per lo più colpiti da forme gravissime di epilessia non curabili farmacologicamente cui è stato reciso il corpo calloso, la lamina di sostanza bianca alla base della fessura interemisferica che connette gli emisferi consentendo di trasferire l'informazione da un emisfero all'altro nell'esecuzione di compiti complessi.

Capitolo 10
Struttura del lessico

Introduzione

È ora finalmente possibile far convergere i dati provenienti dalla ricerca della linguistica generale, della psicolinguistica e della neurolinguistica per elaborare un modello intergrato della struttura del lessico che descriva in modo adeguato le modalità di elaborazione lessicale. Come si è accennato nel capitolo introduttivo, l'architettura funzionale del sistema lessicale è estremamente complessa, coinvolgendo sia competenze linguistiche che conoscenze più latamente concettuali nell'esecuzione di compiti diversi come la lettura, la scrittura, la comprensione orale e la produzione verbale. Per rendere conto della notevole versatilità del sistema lessicale, sono stati proposti modelli mirati a descriverne il funzionamento (Allport A. e Funnell E., 1981; Caramazza A., 1991; Morton J., 1981; Shallice T., 1981). Il modello qui seguito è prevalentemente quello modulare-seriale (Fodor J., 1983; Forster K., 1979; Levelt W., 1989) secondo cui il lessico è una struttura modulare all'interno della quale i processi avvengono in modo seriale, uno dopo l'altro e non in parallelo. In questa sede non verranno pertanto delineati i modelli connessionisti ed interattivi del funzionamento del sistema lessicale per la discussione dei quali si rimanda comunque a Dell G.S. e Reich P.A. (1981), Dell G.S. e Juliano C. (1991), Dell G.S. (1986), Rumelhart D.E. e McClelland J.L. (1986), Caramazza e coll. (2000).

All'interno del lessico sono state individuate strutture modulari in grado di elaborare l'informazione lessicale in relazione ai due parametri della produzione/comprensione e della oralità/scrittura:

a) un **lessico fonologico di input**, che elabora la comprensione orale;
b) un **lessico ortografico di input**, che elabora la comprensione scritta (lettura);
c) un **lessico fonologico di output**, che elabora la produzione orale;
d) un **lessico orografico di output**, che elabora la produzione scritta (scrittura).

Questi quattro componenti sono modulari, elaborano indipendentemente le informazioni che ricevono ma sono interconnessi mediante un **sistema semantico concettuale** che comprende l'informazione in entrata (indipendentemente dal canale di presentazione orale o scritto) e pianifica l'informazione in uscita per poi inviarla ai lessici di output. Infine, viene supposta l'esistenza di un **buffer** ("magazzino") **fonologico** ed un **buffer grafemico** in cui l'informazione pianificata dal sistema semantico-concettuale e codificata nel lessico fonologico o ortografico di output viene mantenuta in attesa di essere emessa o scritta (cfr. Fig. 1.7 nel capitolo 1).

Questa è dunque la **struttura** del lessico. In quanto segue verranno esaminati i **processi** e le strutture alla base della produzione e comprensione orale e scritta.

La produzione linguistica

Il processo di produzione linguistica è caratterizzato dal fatto di essere complesso, in quanto articolato in più stadi elaborativi interagenti tra di loro, e velocissimo. Si consideri che un parlante medio, pur possedendo una conoscenza lessicale di circa 20.000 parole, è in grado di produrre qualcosa come 200 parole al minuto. Il modello a diagramma di flusso utilizzato per descrivere la produzione lessicale, qui applicato alla produzione nella Figura 10.1, è costituito da una struttura concettuale, una struttura linguistica ed una struttura esecutiva a sua volta composta dall'apparato fonatorio nel caso della produzione orale e dall'insieme dei muscoli che permettono di muovere e coordinare le mani nel caso della produzione scritta.

La produzione linguistica consiste nell'integrazione dell'informazione lessicale elaborata da ognuna di queste strutture. Da un punto di vista procedurale è possibile distinguere sette fasi elaborative successive (Levelt W., 1989; Caplan D., 1992) (cfr. Fig. 10.2):

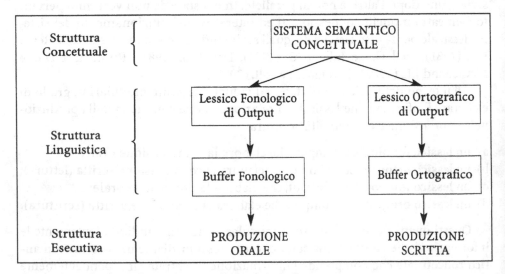

Figura 10.1. Schema della produzione di parole in isolamento

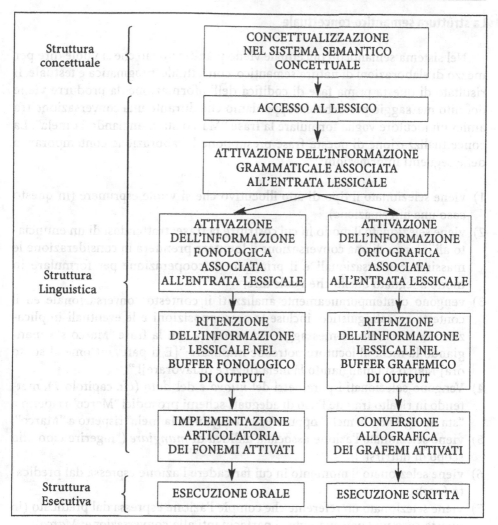

Figura 10.2. La produzione linguistica

1) fase di concettualizzazione non linguistica.
2) fase di accesso al lessico;
3) fase di attivazione dell'informazione pragmatica, semantica e morfosintattica associata all'entrata lessicale che si vuole produrre;
4) fase di attivazione dell'informazione morfologica, morfofonologica e fonologica/ortografica;
5) fase di ritenzione dell'informazione riguardante la parola attivata in un buffer fonologico o grafemico;
6) fase di implementazione articolatoria dei fonemi attivati o della conversione allografica dei grafemi attivati;
7) fase di emissione orale o scritta.

La struttura semantico-concettuale

Nel sistema semantico-concettuale viene pianificato ciò che si vuole dire per mezzo di elaborazioni di natura semantico-concettuale, pragmatica e testuale. Il risultato di questa prima fase di codifica dell'informazione da produrre viene definito **messaggio preverbale**. Supponiamo che durante una conversazione tra amici un locutore voglia formulare la frase "Marco sta mangiando la mela". La concettualizzazione di questa frase presuppone l'elaborazione contemporanea delle seguenti informazioni:

1) viene selezionato il tipo di atto illocutivo che si vuole esprimere (in questo caso una affermazione);
2) viene selezionato il modo in cui costruire la frase: trattandosi di un enunciato all'interno di una conversazione il locutore prenderà in considerazione le massime conversazionali e il principio di cooperazione per formulare in modo adeguato quello che vuole dire;
3) vengono contemporaneamente analizzati il contesto conversazionale ed il contesto extralinguistico, incluse le presupposizioni e le eventuali implicazioni da attribuire al messaggio. Ad esempio, con la frase "Marco sta mangiando la mela" il locutore potrebbe implicare "[E ti pareva! Come al solito ora] Marco sta mangiando la mela [invece di lavorare]! ";
4) Vengono selezionati i parametri del *nuovo* e del *dato* (cfr. capitolo 7), mettendo in risalto tramite l'uso di adeguati schemi prosodici "Marco" rispetto a "sta mangiando la mela" oppure "sta mangiando la mela" rispetto a "Marco";
5) viene selezionata l'azione associata all'idea di *mangiare* ("ingerire cibo allo scopo di nutrirsi");
6) viene selezionato il momento in cui far cadere l'azione espressa dal predicato (*ora*);
7) viene selezionato un referente che compie l'azione espressa dal predicato (in questo caso una persona nota ai partecipanti alla conversazione: *Marco*);
8) viene selezionato un referente che è oggetto dell'azione espressa dal predicato (*la mela*).

Fase di accesso al lessico

L'*accesso al lessico* consiste nella fase di contatto tra l'elaborazione semantico-concettuale e quella più propriamente linguistica. È in questa fase che il lessico si prepara a selezionare una dopo l'altra le entrate lessicali richieste dall'elaborazione logica dell'enunciato. Per comprendere come viene assegnato materiale linguistico a quanto codificato concettualmente è necessario aprire una parentesi sull'organizzazione interna del lessico, sul modo in cui le entrate lessicali vi sono rappresentate. I modelli proposti per spiegare l'organizzazione delle entrate lessicali nel lessico possono essere nel complesso classificati o come modelli analitici o come modelli sintetici. Secondo i **modelli analitici** le entrate lessicali vengono nel lessico scomposte nei morfemi che le compongono ed il loro significato globale può semplicemente essere dedotto dalla fusione dei significati dei singoli morfemi. Ad esempio, nella parola *indescrivibile* il significato << che non può essere descritto aggettivo singolare >> deriva dalla somma dei significati dei morfemi *in* + *descriv* + *ibil* + *e*. Secondo i **modelli sintetici** le entrate lessicali verrebbero invece trattate come unità e non un morfema alla volta. I risultati sperimentali sulle capacità di elaborazione lessicale da parte di soggetti sottoposti a compiti di varia natura (denominazione di parole, descrizione di figure o di situazioni) non permettono ancora di sposare appieno un modello a scapito di un altro, anche se nel complesso sembrano indicare che le forme regolari vengano comprese attraverso il meccanismo analitico della scomposizione e che quelle irregolari ed alcuni tipi di parole derivate siano rappresentate in modo unitario (cioè senza essere scomposte nei morfemi che le compongono) secondo quanto proposto dai modelli sintetici. Una spiegazione di questo fatto potrebbe essere che le forme irregolari, violando parzialmente le limitazioni imposte dalle regole di formazione di parola, sarebbero difficili da scomporre nei morfemi legati corrispondenti e quindi verrebbero immagazzinate così come si presentano, prive di scomposizione morfologica. In ogni caso, un ruolo fondamentale nel trattamento analitico o sintetico delle entrate lessicali complesse è svolto dalla loro **frequenza d'uso** nel parlato quotidiano, poiché tanto più una parola è frequente tanto più velocemente viene reperita nel lessico (Morton J, 1969) tanto più facilmente viene riconosciuta come esistente in compiti di decisione lessicale (Balota DA, Chumbley J, 1984), tanto più ne è facilitata la pronuncia e l'accuratezza (Frederiksen JR e Kroll JF, 1976), tanto più facilmente, infine, viene riconosciuta in compiti di riconoscimento di parole presentate con tecnica tachistoscopica (Humphreys GW, Evett LJ, Quinlan P, 1990). Si consideri inoltre che molti pazienti dislessici compiono più errori nella lettura di parole a bassa frequenza rispetto a parole ad alta frequenza (Caramazza A, 1991) Morton (1970) ha suggerito che le entrate lessicali siano caratterizzate da soglie di attivazione diverse in relazione alla loro frequenza d'uso: più una parola è frequente, minore è la sua soglia di attivazione il che equivale a dire che maggiore è la possibilità che venga attivata nel caso in cui gli stimoli di presentazione ne rendano possibile l'attivazione. Un'ipotesi alternativa è stata avanzata da Scarborough e coll. (1977) secondo cui ad influenzare i tempi di reperimento lessicale non sarebbe la frequenza o almeno non solo essa ma anche il fatto che una parola possa essere stata utilizzata più o meno **recentemente**. In questo caso la struttura del lessico sarebbe assimilabile ad una pila di fogli. Nel momento del loro uso, le parole verrebbero estratte dalla pila di entrate lessicali ed inserite in cima, cosicché le parole con maggiore soglia di attivazione e quindi tempi minori di reperimento sarebbero quelle "più in alto" nella pila e quindi più facilmente reperibili.

Un ultimo dato interessante sull'organizzazione del lessico viene dall'osservazione del diverso trattamento delle parole di classe aperta (nomi, aggettivi, verbi e alcuni tipi di avverbi molto produttivi) e di classe chiusa (alcuni tipi di avverbi non più produttivi, i numerali, le preposizioni, le congiunzioni, i quantificatori, i determinanti) nelle sindromi afasiche[1]. Mentre gli afasici non fluenti mostrano una deficitaria elaborazione morfosintattica delle parole funzione associata ad una relativamente risparmiata elaborazione delle parole di classe aperta, negli afasici fluenti ad essere deficitaria è all'opposto prevalentemente l'elaborazione delle parole di classe aperta rispetto a quella delle parole di classe chiusa. È quindi possibile che le parole di classe aperta e di classe chiusa siano rappresentate in modo diverso nel lessico.

Sembrerebbe che anche per quanto riguarda l'elaborazione delle parole di classe aperta e di classe chiusa un ruolo fondamentale sia attribuibile alla frequenza: il tempo di accesso lessicale delle parole di classe aperta è una funzione della loro frequenza, ma non sortisce alcun effetto nell'accesso a parole di classe chiusa (Bradley D.C., 1978).

Nel complesso, la fase di accesso al lessico risulta essere influenzata dai seguenti parametri:

1) la frequenza delle entrate lessicali;
2) la loro più o meno recente utilizzazione;
3) il fatto che siano forme regolari o irregolari;
4) il fatto che siano entrate lessicali di classe aperta o chiusa.

Fase di attivazione lessicale

Alla fase di accesso al lessico, segue la fase di *attivazione lessicale*. Nel lessico mentale l'informazione viene elaborata su due livelli, uno è il cosiddetto stadio del lemma, l'altro è lo stadio del lessema (Levelt W, 1989):

1) *stadio di attivazione del lemma*: è la fase dell'attivazione semantica, morfosintattica e sintattica della parola selezionata, il lemma, in cui vengono attivati i tratti inerenti e le selezioni semantica e categoriale delle entrate lessicali corrispondenti:

---

[1] Secondo Bradley, DC, e coll. (1980) la distinzione tra parole di classe aperta e di classe chiusa sarebbe operativa non solo a livello linguistico e psicolinguistico, ma anche a livello neurolinguistico, essendo l'elaborazione di parole di classe chiusa legato all'attivazione di strutture frontali del cervello e le parole contenuto legate ad attivazione di altre aree. Tuttavia, questa caratterizzazione neuroanatomica della differente distribuzione delle due classi di parole non è unanimemente accettata (cfr. Segalowitz SJ, e coll. 2000).

$$[\text{Marco}]_N \rightarrow [\text{- Det} \_\_\_\_];$$
$$[\text{+ umano}]$$
$$[\text{- comune}]$$
$$[\text{mangiare}]_V \rightarrow [\text{+} \_\_\_\_ \text{+ SN}];$$
$$[\text{+ 1 coniugazione}]$$
$$[\text{+ progressivo}]$$
$$[\text{mela}]_N \rightarrow [\text{+ Det} \_\_\_\_].$$
$$[\text{- animato}]$$
$$[\text{+ comune}]$$

2) *stadio di attivazione del lessema*[2]: consiste nell'attivazione della struttura morfologica, morfonologica e fonologica/grafemica della parola, che quindi non è più un lemma ma una entrata lessicale completa (lessema):

$$[\ [\# \text{ 'Ma:rko } \#]]_N \rightarrow [\text{- Det} \_\_\_\_];$$
$$[\text{+ umano}]$$
$$[\text{- comune}]$$
$$[\# \text{ 'mand}_3 \text{ + a } \#]_V \rightarrow [\text{+} \_\_\_\_ \text{+ SN}];$$
$$[\text{+ 1 coniugazione}]$$
$$[\text{+ 3 persona singolare}]$$
$$[\text{+ presente indicativo}]$$
$$[\# \text{ 'me: + la } \#]_N \rightarrow [\text{+ Det} \_\_\_\_].$$
$$[\text{- animato}]$$
$$[\text{+ comune}]$$

Che l'informazione fonologica venga attivata separatamente da quella morfosintattica è indirettamente provato dai cosiddetti fenomeni di *tip of the tongue* ("sulla punta della lingua"), casi frequenti in cui si ha in mente la parola da produrre ma non si è in grado di pronunciarla. Studi in questa direzione hanno dimostrato che in caso di *tip of the tongue* momentaneo i parlanti possono ricordare il contesto di uso della parola, la sua categoria sintattica e perfino la sillaba iniziale o finale o quale sia la sillaba accentata pur non essendo capaci di reperirla fonologicamente, mostrando quindi di aver eseguito correttamente l'attivazione del lemma ma non altrettanto correttamente quella del lessema. Inoltre, il fatto che nei casi di *tip of the tongue* sia ancora possibile individuare la prima sillaba o l'ultima o la sillaba accentata della parola da produrre indica che in qualche modo la stessa attivazione fonologica della parola proceda per stadi. Per spiegare questi dati, Levelt (1989) ha ipotizzato che il processo di attivazione della parte fonologica dell'entrata lessicale proceda per tre stadi successivi: ad una prima fase in cui ha luogo l'organizzazione morfologica e metrica

---

[2] Si noti che in questo contesto l'uso del termine "lessema" è ben diverso da quello visto in morfologia: lì per *lessema* si intende la base lessicale di una entrata lessicale; qui si intende l'entrata lessicale completa.

della parola da produrre (scansione dei morfemi della parola e della sua struttura prosodica), segue una fase di organizzazione segmentale, in cui vengono scandite le sillabe della parola (strutturate in incipit, nucleo e coda) e i fonemi che le compongono, ed infine una fase di organizzazione articolatoria dei fonemi attivati. Alla luce di questi dati è quindi possibile ampliare il concetto di lessema come la fase di attivazione dell'informazione non solo semantica, morfosintattica e sintattica della entrata lessicale, ma anche parzialmente morfologica e morfonologica della stessa. Naturalmente, questi dati possono essere anche spiegati in maniera diversa. Sono state infatti proposte teorie alternative secondo cui l'elaborazione lessicale non sarebbe di tipo seriale come quella vista finora, ma parallela, concependo quindi una attivazione non graduale ma contemporanea di tutte le informazioni associate alla entrata lessicale selezionata.

Fase di ritenzione dell'informazione in un buffer

Poiché vengono pronunciate in media circa 200 parole al minuto, il processo esaminato fino ad ora viene ripetuto almeno 200 volte al minuto con una velocità ed un automatismo impressionanti. Anche per questo motivo si è ipotizzata l'esistenza di una sorta di magazzino di memoria di lavoro in cui vengono inserite momentaneamente le parole già elaborate ma ancora in attesa di essere prodotte per via orale o scritta: il **buffer fonologico** e il **buffer grafemico**.

Per quanto riguarda i processi di scrittura è possibile distinguere due vie elaborative diverse. Mentre l'elaborazione di parole realmente esistenti richiede un normale passaggio dell'informazione dal sistema semantico concettuale al lessico ortografico di output e di qui al buffer grafemico in attesa della conversione allografica, nel caso di parole non esistenti o non conosciute l'elaborazione procede per una via diversa. In questo ultimo caso infatti le rappresentazioni imma-

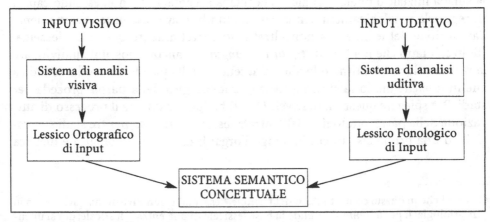

Figura 10.3. Schema della comprensione di parole in isolamento

gazzinate nel buffer fonologico vengono convertite in rappresentazioni grafemiche mediante un *processo di conversione fonema → grafema* e solo in un secondo momento vengono inviate al buffer ortografico di output.

Fasi di implementazione articolatoria/ortografica e di esecuzione

A questo punto l'informazione linguisticamente codificata viene inviata alla corteccia motoria primaria dell'emisfero sinistro che controlla i movimenti coordinati dell'apparato fonatorio che ne consentiranno l'implementazione acustico-fonetica ed in seguito l'emissione attraverso l'apparato fonatorio (cfr. capitoli 2 e 3) oppure la conversione allografica e l'esecuzione scritta attraverso le mani.

La comprensione linguistica

Anche il processo di comprensione linguistica è molto articolato oltre ad essere veloce. Comprendere un enunciato vuol dire comprenderne le singole parole e legarle tra di loro in modo da avere una serie di frasi di senso compiuto che devono a loro volta essere inserite in un testo coerente e coesivo. L'informazione in entrata può essere di natura uditiva se lo stimolo è acustico oppure visiva se lo stimolo è scritto (cfr. Figura 10.3).

La comprensione uditiva

Le principali teorie della percezione linguistica uditiva possono essere suddivise in due gruppi: da un lato i modelli passivi, dall'altro i cosiddetti modelli attivi. I

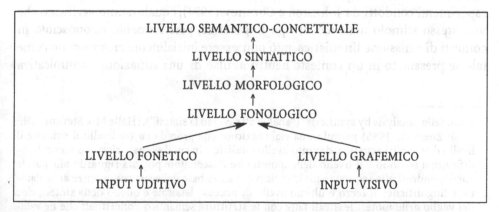

Figura 10.4. Il processo di comprensione linguistica nell'ottica dei modelli passivi

modelli passivi (cfr. Fig. 10.4) (modello a coorte, modello logogen, modelli seriali [cfr. i due paragrafi successivi]) della comprensione linguistica ipotizzano un processo di comprensione del tipo *bottom up*, "dal basso verso l'alto". In base a questo modello chi ascolta un enunciato si limiterebbe ad estrarre dal continuum fonico gli indici acustici corrispondenti ai tratti fonematici (il livello *bottom*, "basso") procedendo nella comprensione verso l'alto (*up* "alto") unendo progressivamente i fonemi in sillabe (livello di elaborazione fonologica), le sillabe in morfemi (livello di elaborazione morfofonologico), i morfemi in parole (livello di elaborazione morfologica), le parole in sintagmi (livello di elaborazione sintattica), assegnando infine alla frase udita o letta un significato linguistico (livello di elaborazione semantica) ed extralinguistico (livello di elaborazione pragmatica).

Secondo i **modelli attivi**, invece, (come il modello "Analysis by synthesis[3]") non è possibile comprendere un enunciato semplicemente integrando i livelli inferiori con quelli superiori. I modelli attivi partono dal presupposto che gli indici acustici invarianti individuabili sono troppo pochi, se non addirittura inesistenti, e che quindi l'ascoltatore debba continuamente integrare quanto percepisce con le proprie conoscenze articolatorie e lessicali. I modelli attivi hanno il vantaggio di riuscire a spiegare come l'ascoltatore sia in grado di comprendere un enunciato indipendentemente da variabili acustiche come l'accento del locutore o la velocità di emissione ma non riescono a spiegare come certi pazienti siano in grado di comprendere bene quanto gli viene detto pur in presenza di gravissimi deficit articolatori o fonologici.

Indipendentemente da queste considerazioni, è indubbio che il cervello nel momento in cui riceve uno stimolo dall'esterno sia esso visivo o uditivo non può sapere se tale input è di natura linguistica o un semplice rumore. Devono quindi entrare in gioco anche diversi fattori extralinguistici dal momento che in un contesto conversazionale ci si aspetta di ricevere parole e non suoni indistinti. È verosimile postulare una elaborazione di tipo misto, che integri le informazioni "dal basso" con quelle "dall'alto". Una prova dell'esistenza dell'integrazione dell'informazione dall'alto con quella dal basso è indirettamente venuta da una serie di esperimenti condotti da Johnston e Chesney (1974), i quali hanno verificato che uno stesso stimolo acustico di tipo linguistico, perfettamente riconosciuto in contesti di emissione linguistica, può non essere inizialmente riconosciuto come tale se presentato in un contesto neutro avulso da una situazione comunicativa

---

[3] Il **modello** "analysis by synthesis" ("analisi attraverso la sintesi"), (Halle M. e Stevens K.N., 1964; Zue V.W., 1986) postula una elaborazione che proceda su tre livelli: il primo è il livello dell'analisi acustica, definito livello analitico, in cui il segnale ricevuto viene decodificato; il secondo è il livello delle ipotesi che l'ascoltatore postula riguardo alle parole corrispondenti alle sequenze foniche ricevute sulla base delle sue conoscenze articolatorie e linguistiche; il terzo e ultimo livello di accesso lessicale è quello della sintesi, cioè del vaglio delle ipotesi lessicali fatte con le strutture semantico-concettuali che ne valutano l'attendibilità.

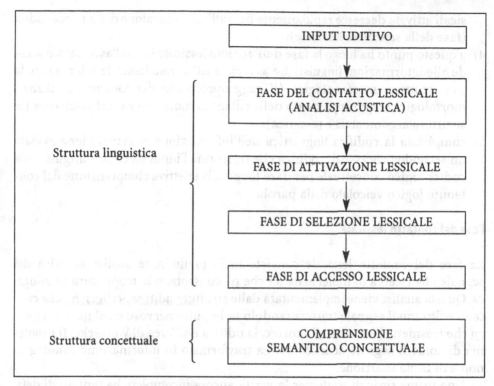

Figura 10.5. La comprensione linguistica

determinata. È quindi probabile che uno stesso stimolo linguistico venga identificato in modo più facile ed immediato se presentato all'interno di una conversazione piuttosto che in modo isolato, provando indirettamente che la comprensione verbale uditiva non sia "meccanica" ma dinamica, che la competenza del parlante integri continuamente le parole udite con la situazione contestuale.

In quanto segue verrà esaminata la comprensione di parole presentate per via uditiva. Semplificando molto, nel complesso la comprensione uditiva è descrivibile come una sequenza di cinque fasi (cfr. Fig. 10.5):

1) il processo di comprensione comincia con la decodifica dell'input uditivo che, trasformato in impulso nervoso dagli organi sensoriali, viene ricodificato in termini linguistici dal livello di elaborazione fonologica. La prima fase, definita del **contatto lessicale**, consiste dunque nella decodifica acustica dei foni e nel riconoscimento dei fonemi emessi dall'interlocutore;

2) a questa preliminare fase di contatto in cui l'elaborazione è prevalentemente di tipo fonetico e fonologico, segue la **fase dell'attivazione lessicale** in cui vengono attivate tutte le entrate lessicali che condividono gli stessi fonemi iniziali che sono stati nel frattempo percepiti;

3) Procedendo con la decodifica del segnale acustico il numero delle entrate les-

sicali attivate decresce rapidamente fino all'individuazione della parola udita (**fase della selezione lessicale**);

4) a questo punto ha luogo la **fase dell'accesso lessicale** in cui l'ascoltatore accede alle informazioni linguistiche associate all'entrata lessicale selezionata: la sua struttura morfonologica (il raggruppamento dei fonemi in sillabe), morfologica (raggruppamento delle sillabe in morfemi) e morfosintattica (la struttura argomentale e tematica);

5) completata la codifica linguistica dell'informazione ricevuta, viene avviato un secondo processo di codifica che trasforma l'input da codice linguistico a codice **logico concettuale** per dare luogo alla effettiva comprensione del contenuto logico veicolato dalla parola.

Fase del contatto lessicale

La fase del contatto lessicale consiste nella preliminare analisi acustica del segnale alla ricerca di indici acustici che ne consentano la mappatura fonologica. Questa analisi viene implementata dalle strutture uditive periferiche che captano e filtrano il segnale trasformandolo in impulso nervoso e dal nervo acustico che trasmette l'impulso alla corteccia uditiva e all'area di Wernicke. Il problema di come il segnale acustico venga trasformato in informazione fonologica non è di facile soluzione.

Una prima serie di studi, per la verità ancora incompleti, ha tentato di definire le caratteristiche acustiche dei tratti fonologici. L'assunto di base (Stevens KN, 1986) è che ogni tratto distintivo sia veicolato da una configurazione acustica oggettivamente distinguibile definita *indice acustico invariante*. Come si ricorderà dal capitolo 3, la ricerca volta all'individuazione di questi indici invarianti ha condotto ad alcuni risultati positivi, ma nel complesso gli indici individuati sono molto pochi. La notevole difficoltà nell'individuare le configurazioni acustiche dei tratti distintivi ha spinto i ricercatori a postulare l'esistenza di altri meccanismi alla base della comprensione acustica. Una seconda linea di ricerca è caratterizzata dalla individuazione di possibili nessi facilitanti tra il riconoscimento del segnale acustico e le strutture sillabiche: i fonemi non verrebbero compresi uno per uno un tratto alla volta, ma a blocchi grazie all'azione facilitante esercitata dalla struttura sillabica nel suo insieme. Una terza serie di ipotesi attribuisce infine un ruolo fondamentale nella comprensione acustica dei foni al contesto di produzione: in questo caso si assume che la comprensione dei tratti fonologici sia resa possibile solo dall'interazione delle strutture morfologiche, sintattiche e prosodiche dell'enunciato.

Fase di attivazione lessicale

Una volta decodificato il pattern acustico, l'informazione fonologica viene inviata al lessico fonologico di input dove **attiva** una serie di entrate lessicali. Per spiegare il funzionamento del meccanismo dell'attivazione lessicale è stata avanzata più di una teoria.

Secondo il modello proposto da Marslen-Wilson e Tyler (1987) e da Elman e McClelland (1986), il **modello a coorte,** i processi di contatto e di attivazione lessicale non avvengono in due momenti diversi ma contemporaneamente. L'assunto di base è che l'attivazione del lessico vada di pari passo con il riconoscimento dei tratti acustici dei fonemi con la conseguente attivazione di tutte le parole che condividono gli stessi fonemi fino a quando l'informazione fonologica non è completa.

Il **modello logogen** (Morton J., 1969, 1970) prevede una attivazione molto simile a quella del modello a coorte pur distanziandosi da essa per un particolare importante: se per quest'ultimo l'attivazione è basata unicamente sui processi di decodifica del segnale acustico, per il modello logogen l'attivazione lessicale è resa possibile dall'interazione tra l'informazione acustica e quella semantico-contestuale dell'enunciato. L'informazione acustica ricevuta non attiverebbe un insieme di parole accomunate solamente dalla condivisione di determinati fonemi, ma un insieme ordinato semanticamente oltre che fonologicamente di parole denominato **logogen.**

In opposizione a questi modelli che considerano le fasi di contatto e di attivazione lessicale come due momenti contemporanei della elaborazione linguistica, sono stati elaborati modelli alternativi basati sull'assunto che l'attivazione lessicale non vada di pari passo con la decodifica acustico-fonemica ma attenda per ogni parola la sillaba accentata. Questa seconda teoria però implica un maggiore tempo di giacenza del segnale acustico e fonologico prima dell'attivazione del lessico, con conseguente allungamento del periodo di contatto lessicale, in contrasto con i numerosi risultati sperimentali [ad esempio Marslen-Wilson, 1987] che confermano una velocissima attivazione lessicale nell'ordine dei 200-250 ms.

Fase di selezione lessicale

Si è visto che l'attivazione lessicale può avvenire in un modo indiscriminato in base alla decodifica dei primi fonemi della parola ricevuta (modello a coorte) oppure in un modo semanticamente oltre che fonologicamente ordinato (modello logogen). La fase di **selezione** lessicale consiste proprio nella determinazione di quale sia la parola target tra la rosa di parole attivate.

Secondo il modello a coorte la selezione consiste nella attivazione di un numero sempre minore di parole a mano a mano che la decodifica acustica procede. Si supponga ad esempio che un locutore abbia appena pronunciato la parola *casa.* Contemporaneamente alla ricezione dei tratti distintivi inerenti al fonema /k/ si attiverebbe nel lessico dell'interlocutore tutta una serie di entrate lessicali che cominciano con il fonema /k/. Solo in seguito alla decodifica delle sequenze /'ka/ e /'ka:z/ le parole attivate diminuiscono gradualmente fino a quando non rimane attivata solo la parola corrispondente alla sequenza fonemica /'ka:za/. Secondo il modello logogen, invece, all'interno di un logogen un ruolo importantissimo viene giocato dalla frequenza di occorrenza della parola e dall'effetto priming. Si consideri ad esempio la frase *Carlo è stato morso dal cane di Luca*. Nel momento in cui l'ascoltatore giunge alla decodifica del segnale acustico corrispondente alla occlusiva velare sorda [k] iniziale di *cane*, il contatto acustico non dà luogo ad una attivazione indiscriminata di tutte le parole che condividono la occlusiva velare sorda iniziale, attivando solamente il *logogen* all'interno del quale ci siano parole inizianti con /k/ e che abbiano a che fare semanticamente con l'atto di mordere. Tra queste ultime vengono attivate in modo maggiore quelle più frequenti.

Nel complesso, sia il modello a coorte che quello logogen implicano una attivazione generalizzata di più parole in corrispondenza del riconoscimento dei primi fonemi. A questo modo di vedere l'attivazione lessicale si oppone un'altra serie di teorie che propongono una elaborazione seriale, graduale, delle parole che vengono ricevute. Per questa loro natura discreta i modelli seriali non possono essere presi in seria considerazione a causa della lentezza del sistema da essi proposto. Postulare che il riconoscimento delle parole all'interno di un enunciato richieda l'analisi acustica dettagliata di ogni tratto di ogni fonema di ogni parola rende estremamente improbabile un processo del genere (Caplan D, 1992).

Fase di accesso lessicale

Una volta selezionata una entrata lessicale, si ha pieno **accesso** alle sue informazioni morfofonologiche, morfologiche e morfosintattiche. Si noterà come la distinzione tra lemma e lessema intesi come attivazione della parte fonologica (lessema) e della parte morfosintattica e semantica della parola (lemma) può essere mantenuta anche nella comprensione ma in modo inverso. Mentre nella produzione il lemma è una entrata lessicale incompleta, viceversa nella comprensione è completa. Durante le fasi di contatto, attivazione e selezione viene infatti individuata semplicemente la rappresentazione fonologica e parzialmente morfologica della parola in questione, mentre solo in un secondo momento, durante la fase di accesso al lessema si accede alla sua struttura morfologica e morfosintattica.

Fase di comprensione semantico-concettuale

Contemporaneamente o in un momento immediatamente successivo alla fase di accesso lessicale, vengono elaborate le informazioni semantico-concettuali, pragmatiche e testuali ad essa associate.

La lettura

La lettura ad alta voce di un testo richiede che le strutture lessicali preposte alla comprensione visiva interagiscano con le strutture coinvolte nella produzione orale (Caramazza A, 1991). In particolare il modello che più di ogni altro riesce a descrivere in modo adeguato i meccanismi di lettura è il **modello a due vie** (Coltheart M., 1978; 1981; Forster K.I., 1976), rappresentato in Figura 10.6.

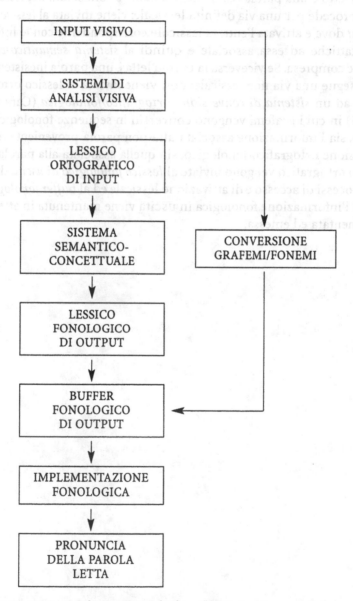

Figura 10.6. I meccanismi di lettura secondo il modello a due vie

L'elaborazione della lettura avviene in due modi diversi in base al tipo di parola che viene letta: se si tratta di una parola esistente o comunque familiare al lettore la sua comprensione segue un determinato pattern; se invece ciò che viene letto è in realtà una non parola, cioè una parola non esistente oppure sconosciuta al lettore, in questo caso il pattern elaborativo segue una via diversa. Lo stimolo visivo viene filtrato e decodificato dai *sistemi di analisi visiva* dove le informazioni di natura linguistica vengono separate da quelle non linguistiche. Se quanto letto è una parola realmente esistente e conosciuta dal lettore, l'informazione procede per una via definita lessicale: viene inviata al *lessico ortografico di input* dove è attivata l'entrata lessicale corrispondente con le informazioni morfosintattiche ad essa associate e quindi al *sistema semantico-concettuale* dove viene compresa. Se viceversa la parola letta è una parola inesistente, l'informazione segue una via non lessicale: non viene inviata al lessico ortografico di input ma ad un *sistema di conversione ortografico/fonologica* (Caramazza A. e coll., 1985) in cui i grafemi vengono convertiti in sequenze fonologiche. A questo punto, sia l'informazione associata alla non parola proveniente dal sistema di conversione ortografico/fonologico, sia quella associata alla parola elaborata dal lessico ortografico vengono inviate al *lessico fonologico di uscita* dove hanno luogo i processi di accesso e di attivazione lessicale ed al *buffer fonologico di output* in cui l'informazione fonologica in uscita viene mantenuta in attesa di essere implementata ed emessa.

Bibliografia

Akmajian A, Demers RA, Farmer AK, Harnish RM (1979) Linguistics: An Introduction to Language and Communication, MIT Press, Cambridge, Massachussetts

Albano Leoni F, Maturi P (1995) Manuale di Fonetica, NIS, Roma

Allport A, Funnell E (1981) Components of the mental lexicon. In: Phylosophical Transactions of the Royal Society of London, 295, pp 397-410

Austin J (1961) Philosophical Papers, Oxford University Press, Oxford

Austin J (1962)How to do things with words. The William James Lectures Delivered at Harvard University in 1955, Urmson LO, Clarendon Press, Oxford

Balota DA, Chumbley JI (1984) Are lexical decisions a good measure of lexical access? The role of word-frequency in the neglected decision stage. J Exp Psychol Learn Mem Cogn 10:340-357

Basso A, Capitani E, Laiacona M (1988) Progressive language impairment without dementia: a case study with isolated category specific semantic defect. J Neurol Neurosurg Psychiatry 51:1201-1207

Bates E, MacWhinney B (1989) Functionalism and the competition model. In: MacWhinney B, Bates E (ed) The cross-linguistic study of sentence processing. Cambridge University Press, Cambridge, pp 3-73

Beauvois MF, Saillant B, Meininger V, Lehermitte F (1978) Bilateral tactile aplasia: a tacto-verbal dysfunction. Brain 191:381-401

Beauvois MF, Dérouesné J (1979) Phonological alexia: three dissociations. J Neurol Neurosurg Psichiatry 42:1115-1124

Beauvois MF (1982) Optic aphasia: a process of interaction between vision and language. In: Broadbent DE, Weiskrantz L (eds) The neuropsychology of cognitive functions. The Royal Society, London, pp 35-47

Berlin B, Kay P (1969) Basic color terms. University of California Press, Berkeley

Berruto G (1997) Corso Elementare di Linguistica Generale. UTET, Torino

Berruto G (1976) La semantica. Zanichelli, Bologna

Bertuccelli Papi M (1993) Che cos'è la pragmatica. Bompiani, Milano

Bishop D, Byng S (1984) Assessing semantic comprehension: methodological considerations and a new clinical test. Cogn Neuropsychol 1: 233-243

Bloomfield L (1933) Language. Holt, Rinehart & Winston, New York; trad. it. Il linguaggio. Il Saggiatore, Milano, 1974

Blumstein SE, Cooper WE, Zurif EB, Caramazza A (1977) The perception and production of voice-onset-time in aplasia. Neuropsychologia 15:371-383

Bradley DC (1978) Computational distinctions of vocabulary type, unpublished doctoral dissertation, MIT Press, Cambridge Massachussetts in Segalowitz SJ, Lane, KC (2000)

Bradley DC, Garrett MF, Zurif EB (1980) Syntactic deficits in Broca's aphasia. In: Caplan D (eds) Biological studies of mental processes. MIT Press, Cambridge, Massachussetts, pp 269-286

Brown JW (1976) The neural organization of language: Aphasia and lateralization. Brain and language 3:482-494

Brown JW (1982) Hierarchy and evolution in neurolinguistics. In: Arbib MA, Caplan D, Marshall JC (eds) Neural models and language processes, Academic Press, New York

Brown JW, Jaffe J (1975) Hypothesis on cerebral dominance in neuropsychologia 13:107-110

Brown JW, Grober E (1983) Age, sex and aphasia type. Evidence for a regional cerebral growth process underlying lateralization. In: J Nerv Ment Dis 171:432-434

Brown G, Yule G (1983) Discourse Analysis. Cambridge University Press, Cambridge; trad. it. Analisi del discorso, Il Mulino, Bologna, 1986

Brownell HH, Potter HH, Bihrle AM, Gardner H (1986) Inference deficits in right-brain-damaged patients. Brain and Language 27:310-321

Brust CM, Shafer QS, Richter RW, Bruun B (1976) Aphasia in acute stroke. Stroke 7:167-174

Canepari L (1979) Introduzione alla fonetica, Einaudi, Torino

Caplan D (1992) Language. Structure, processing and disorders. MIT Press, Cambridge, Massachussetts

Caplan D, Hildebrandt N (1988) Disorders of syntactic comprehension. MIT Press, Cambridge, Massachussetts

Caramazza A (1991) Issues in reading, writing and speaking. Kluwer Academic Publishers, Amsterdam

Caramazza A, Hillis AE (1991) Lexical organization of nouns and verbs in the brain. Nature, 349:788-790

Caramazza A, Miceli G, Silveri MC, Laudanna A (1985) Reading mechanisms and the organization of the lexicon: evidence from acquired dyslexia. Neuropsychology 2:81-114

Caramazza A, Papagno C, Ruml W (2000) The selective impairment of phonological processing in speech production. Brain and Language 75:428-450

Chierchia G, McConnel- Ginet A (1990) Meaning and grammar, MIT Press, Cambridge, Massachussetts

Chierchia G (1997) Semantica. Il Mulino, Bologna

Chomsky N (1957) Synctactic structures. Mouton, The Hague; trad. it. Le strutture della sintassi. Laterza, Bari, 1980

Chomsky N (1965) Aspects of the theory of syntax. MIT Press, Cambridge, Massachussetts

Chomsky N, Halle M (1968) The sound pattern of English. Harper & Row, New York

Chomsky N (1981) Lectures on government and binding. Foris, Dordrecht

Chomsky N (1986a) Knowledge of language: its nature, origin and use. Praeger, New York; trad. it. La conoscenza del linguaggio, Il Saggiatore, Milano, 1989

Chomsky N (1986b) Barriers, MIT Press, Cambridge, Massachussetts

Chomsky N (1988) Language and problems of knowledge: the Managua Lectures, MIT Press, Cambridge, Massachussetts

Ciliberti A (1994) Manuale di Glottodidattica. La Nuova Italia, Firenze

Clark HH, Wilkes-Gibbs D (1986) Referring as a collaborative process. Cognition 22:1-39

Coltheart M (1978) Lexical access in simple reading tasks in Underwood G Strategies of information processing. Academic Press, London

Coltheart M (1981) Disorders of reading and their implications for models of normal reading. Visibile Language 15:245-286

Cook V J, Newson M (1996) Chomsky's Universal Grammar. An Introduction. Basil Blackwell, Oxford; trad. it. La Grammatica Universale, Il Mulino, Bologna 1996

Coppens P (1991)Why are Wernicke's aphasia patients older than Broca's? A critical view of the hypothesis. Aphasiology 5(3):279-290

De Mauro T (1982) Minisemantica. Laterza, Bari

Delis DC, Wapner W, Gardner H, Moses JA (1983) The contribution of the right hemisphere to the organization of paragraphs. Cortex 19:43-50

Dell GS (1986)A spreading-activation theory of retrieval in sentence production. Psychological Review 93:283-321

Dell GS, Reich PA (1981) Stages in sentence production: an analysis of speech error data. Journal of verbal learning and verbal behavior 20:611-629

Dell GS, Juliano C (1991) Coonectionist approaches to the production of words. In: Peters HFM, Hulstijn W, Starkweather CW (eds) Speech motor control and stuttering. Excerpta Medica, Amsterdam

Denes G, Semenza C (1975) Auditory modality-specific anomia: evidence from a case of pure word deafness. Cortex 11:401-411

Denes G, Pizzamiglio L (eds) (1990) Manuale di Neuropsicologia. Zanichelli, Bologna

Dressler WU, Merlini Barbaresi L (1989) Grammaticalizzazione morfopragmatica. Teoria e tipologia con particolare riguardo ai diminutivi nell'italiano, tedesco e inglese. In: Quaderni del dipartimento di linguistica e letterature comparate n. 5 pp 233-235

Elman JL, McClelland JL (1986) Expoiting the lawful variaility in the speech wave. In: Perkell J, Klatt D (eds) Invariante and variability in speech processes. Lawrence Erlbaum, Hillsdale, NJ

Fabbro F (1996) Il cervello bilingue. Astrolabio, Roma

Fodor JA (1983) The modularity of mind. MIT Press, Cambridge, Massachussetts; trad. it. La mente modulare. Il Mulino, Bologna, 1988

Forster KI (1976) Accessing the mental lexicon. In: Wales RJ, Walzer ECT (eds) New approaches to the language mechanisms. North Holland, Amsterdam

Forster KI (1979) Levels of processing and the structure of the language processor. In: Kooper WE, Walker ECT (eds) Sentence processing: psycholinguistic studies presented to Merrill Garrett. Lawrence Erlbaum, Hillsdale, NJ

Fraser B (1995) An introduction to pragmatics. Blackwell, Oxford

Frazier L (1987) Sentence processing: a tutorial review. In: Coltheart M (ed) Attention and performance XII: the psychology of reading. Lawrence Erlbaum, London, pp 559-586

Frederiksen JR, Kroll JF (1976) Spelling and sound: approaches to the internal lexicon. J Exp Psychol Hum Percept Perform 2:361-379

Frederiksen JR, Bracewell RJ, Breuleux A, Renaud A (1990) The cognitive representation and processing of discorse: function and dysfuncion. In: Joanette Y, Brownell HH (eds) op. cit. pp 69-110

Frege G (1892) Über Sinn und Bedeutung. Zeitschrift für Philosophie und philosophische Kritik 100:25-50

Gainotti G (1983)Struttura e patologia del linguaggio. Il Mulino, Bologna

Gainotti G, Caltagirone C, Miceli G (1983) Selective impairment of semantic-lexical discrimination in right-brain-damaged patients. In: Perecman E (ed) Cognitive processing in the right hemisphere. Academic Press, New York, pp 149-167

Galatolo R, Pallotti G (eds) (1999) La conversazione. Cortina, Milano

Gambarara D (ed) (1999) Semantica. Carocci, Roma

Gardner H, Brownell HH, Wapner W, Michelow D (1983) Missing the point: the role of the right hemisphere in the processing of complex linguistic materials. In: Perecman E (ed) Cognitive processing in the right hemisphere. Academic Press, New York, pp 168-191

Garrett MF (1975) The analysis of sentence production. In: Bower G (ed) The psychology of learning and motivation. Academic Press, New York

Garrett MF (1980) Levels of processing in sentence production. In: Butterworth B (ed) Language production, Vol. 1: Speech and talk. Academic Press, London, pp 177-220

Garrett MF (1982) Production of speech: observations from normal and pathological language use. In: Ellis A (ed) Normality and pathology in cognitive functions. Academic Press, London, pp 19-75

Garrett MF (1984) The organization of processing structure for language production: applications to aphasic speech. In: Caplan D, Lecours AR, Smith A (eds) Biological perspectives of language. MIT Press, Cambridge, Massachussetts, pp 172-193

Gazzaniga MS, Hillyard SA (1971) Language and speech capacity of the right hemisphere. Neuropsychologia 9:273-280

Gazzaniga MS, Sperry RW (1967) Language after section of the cerebral commissures. Brain 90:131-148

Goldberg E, Costa LD (1981) Hemisphere differences in the acquisition and use of descriptive systems. Brain and language 14:144-173

Goodglass H, Barton MI, Kaplan EF (1968) Sensory modality and object-naming in aphasia. J Speech Hearing Res 11:488-496

Gordon PC (1990) Computational and Psychological Models of Discourse. In: Joanette Y, Brownell HH (eds) Discorse ability and brain damage, Springer Verlag, New York, pp 23-46

Graffi G (1994) La sintassi. Il Mulino, Bologna

Grice HP (1957) Meaning. Philosophical Review 66:377-388

Grice HP (1968) Utterer's meaning, sentence-meaning and word-meaning. Foundations of Language 4:225-242

Grice HP (1969)Utterer's meaning and intentions. Philosophical Review 78:147-177

Grice HP (1975) Logic and conversation. In: Cole P, Morgan JL (eds) Syntax and semantics, Vol. 3. Speech acts. Academic Press, New York, pp 41-58

Grice HP (1989) Studies in the way of words, Harvard University Press, Cambridge, Massachussetts; trad. it. Logica e conversazione. Saggi su intenzione, significato e comunicazione. Moro G (ed) Il Mulino, Bologna, 1993

Grzybek P (1990) A Neurosemiotic Perspective on Text Processing. In: Joanette Y, Brownell, HH, op. cit. pp 47-73

Haberlandt K, Berian C, Sandson J (1980) The episodic schema in story processing. In: Journal of verbal learning and verbal behavior 19:635-650

Haegeman L (1994) Introduction to government and binding theory. Blackwell Publishers, UK; trad. it. Manuale di grammatica generativa, Hoepli, Milano, 1996

Halle M, Stevens KN (1964) Speech recognition: A model and a program for research. In: Fodor A, Katz JJ (eds) The structure of language: reading in the philosophy of language. Prentice Hall, Englewoods Cliffs, NJ, pp 604-612

Halliday MAK (1970) Language structure and language function. In: Lyons J (ed) New Horizons in linguistics. Penguin Books, Harmondsworth; trad. it. Struttura linguistica e funzione linguistica. In: Lyons J (ed) Nuovi orizzonti della linguistica. Einaudi, Torino, 1975, pp 165-198

Halliday MAK, Hasan R (1976) Cohesion in English, Longman, London

Hampton JA (1995) Testing the prototype theory of concepts. In: Journal of Memory and Language 34:686-708

Haviland SE, Clark HH (1974) What's new? Acquiring new information as a process in comprehension. In: Journal of verbal learning and verbal behavior 13:512-521

Hjelmslev L (1943) Omkring sprogteoriens grundlaegelse. Munksgaard, Copenaghen; trad. it. I fondamenti del linguaggio. Einaudi, Torino, 1970

Hjelmslev L (1981) Saggi di linguistica generale. In: Rampolini M (ed) Pratiche, Parma

Hildebrandt N, Caplan D, Evans K (1987) The mani left ti without a trace: A case study of aphasic processing of empty categories. Cogn Neuropsychol 4:257-303

Huber W, Gleber J (1982) Linguistic and non-linguistic processing of narratives in aphasia. Brain and Language 20:217-248

Hughlings Jackson J (1915) On the nature of the duality of the brain. Brain 38:80-103

Humphreys GW, Evett LJ, Quinlan PT (1990) Orthografic processing in visual word identification. Cogn Psycol 22:517-560

Hymes D (1964) Toward Ethnographies of Communicative Events. Trad. it. Verso un'etnografia della comunicazione: l'analisi degli eventi comunicativi. In: Figlioli PP (ed) Linguaggio e società. Il Mulino, Bologna, 1972, pp 65-88

Jackendoff R (1987) Consciousness and the computational mind. MIT Press, Cambridge Massachussetts; trad. it. Coscienza e Mente Computazionale. Il Mulino, Bologna,1990

Jackendoff R (1993) Patterns in the mind. Language and human nature. Harvester Wheatsheaf, Hemel Hempstead; trad. it. Linguaggio e Natura Umana, Il Mulino, Bologna 1998

Jakobson R, Halle M (1956) Fundamentals of language, Mouton, The Hague

Jakobson R (1960) Linguistics and poetics. In: Sebeok T (ed) Style in Language. New York - London, pp 350-377

Joanette Y, Goulet P, Hannequin D (1990) Right hemisphere and verbal communication, Springer-Verlag New York Heidelberg Berlin

Joanette Y, Brownell HH (1990) Discourse ability and brain damage, Springer Verlag New York Heidelberg Berlin

Karmiloff-Smith A (1992) Beyond modularity. A developmental perspective on cognitive science. MIT Press, Cambridge, Massachussetts; trad. it. Oltre la Mente Modulare. Il Mulino, Bologna, 1995

Katz JJ, Fodor JA (1963) The structure of a semantic theory. Language 39:170-210

Kintsch W, Van Dijk TA (1978) Toward a model of text comprehension and production in Psychol Rev 85:363-394

Koivisto M, Laine M (1999) Strategies of semantic categorization in the cerebral hemispheres. Brain and Language 66:341-357

Komatsu LK, (1992), Recent views of conceptual structure. In: Psychological Bulletin 112:500-526

Kussmaul A (1887) Disturbances of speech: an attempt in the pathology of speech. In: Ziemssen HV (ed) Encyclopedia of the practice of medicine vol. 14, Wood, New York

Labov W (1977) Il continuo e il discreto nel linguaggio. Il Mulino, Bologna

Làdavas E, Berti A (1995) Neuropsicologia. Il Mulino, Bologna

Laudanna A, Burani C (eds) (1993) Il lessico: processi e rappresentazioni. NIS, Roma

Lenneberg E (1967) Biological foundations of language. Wiley, New York; trad. it. Fondamenti biologici del linguaggio. Boringhieri, Torino, 1977

Levelt W (1989) Speaking: from intention to articulation. MIT Press, Cambridge, Massachussetts

Levinson S (1983) Pragmatics. Cambridge University Press, Cambridge; trad. it. La pragmatica. Il Mulino, Bologna, 1985

Lewis D (1972) General semantics. In: Davidson D, Harman GH (ed.) Semantics of natural language. Reidel, Dordrecht

Lichteim L (1885) On aphasia. In: Brain 7:433-484

Lyons J (1982) Language and linguistics. Cambridge University Press, Cambridge; trad. it. Lezioni di Linguistica, Laterza, Bari, 1993

Mado Proverbio A, Zani A (eds) Psicofisiologia cognitiva. Carocci, Roma

Malmberg B (1974) Manuel de phonétique générale, Picard, Paris; trad. it. Manuale di Fonetica Generale, Il Mulino, Bologna, 1994

Mandler JM, Johnson NS (1977) Remembrance of things parsed: story structure and recall. In: Cogn Psychol 9:111-151

Marslen-Wilson W (1987) Functional parallelism in spoken word recognition. Cognition 25:71-102

Matthei EH, Roeper T (1983) Understanding and producing speech. William Colllins & sons, London; trad. it. Elementi di Psicolinguistica. Il Mulino, Bologna 1991

McClelland J, Rumelhart D (1981) An interactive activation model of context effects in letter perception. I: An account of basic findings. In: Psychological Review 88:375-407

Michel F, Andreewski E (1983) Deep dyslexia: an analogue of deep dyslexia in the auditory modality. In: Brain and language 18:212-223

Minsky M (1975) A framework for representing knowledge. In: Winston P (ed) The psychology of computer vision. McGraw Hill, New York, pp 211-277

Mioni AM (1983) Fonologia. In: Croatto L (ed) Trattato di foniatria e logopedia, vol.2; Aspetti linguistici della comunicazione. La Granarola, Padova, pp 51-87

Mioni AM (1993) Fonetica e fonologia. In: Sobrero A (ed) Introduzione all'italiano contemporaneo, vol.1, Le Strutture. Laterza, Bari, pp 101-139

Morris C (1938) Foundations of the theory of signs. University of Chicago Press, Chicago

Morton J (1969) Interaction of information in word recognition in Psychological Review 76:165-178

Morton J (1970) A functional model for memory. In: Norman DA (ed) Models of human memory. New York Academic Press, New York , pp 203-254

Morton J (1981) The status of information processing models of language. Philosophical Transactions of the Royal Society of London 295:387-396

Murphy GL, Medin DL (1985) The role of theories in conceptual coherence. Psychol Rev 92:289-316

Nespor M (1994) Fonologia. Il Mulino, Bologna

Nocentini U, Caltagirone C, Goulet P, Joanette Y (1994) Emisfero cerebrale destro e comunicazione verbale. Rivista PHOENIX III, pp 273-294

Noward D, Franklin S (1987) Three ways for understanding written words and their use in two contrasting cases of surface dyslexia. In: Allport A, MacKay D, Prinz, W, Scheerer E (eds) Language perception and production. Academic Press, London

Orsetti F (ed) (1994) Fra conversazione e discorso. NIS, Roma

Peirce ChS (1931-1958) Collected Papers. Harvard University Press, Cambridge

Pinker S (1994) The language istinct; trad. it. L'istinto del linguaggio. Mondadori, Milano, 1997

Pinker S, Bloom P (1990) Natural language and natural selection. In: Behavioral and Brain Sciences 13:707-784

Pollack I, Pickett JM (1964) Intelligibility of excerpts from fluent speech: auditory versus structural context. In: Journal of Verbal Learning and Verbal Behaviour 3:79-84

Rosch E (1975) Cognitive representations of semantic categories. J Exp Psychol: General 104:192-233

Rosch E, Mervis CB, (1975) Family resemblances: studies in the internal structure of categories. Cogn Psychol 7:53-605

Ross E (1981) The aprosodias: functional-anatomical organization of the effective components of language in the right hemisphere. Arch Neurol 38:561-569

Rumelhart DE (1975) Notes on a schema for stories. In: Bobrow DG, Collins AM, Representation and understanding: studies in cognitive science. Academic Press, New York

Rumelhart DE (1977) Understanding and summarizing brief stories. In: LaBerge D, Samuels SJ Basic processes in reading: perception and comprehension. Lawrence Erlabaum, Hillsdale, NJ, pp 265-303

Rumelhart DE (1980a) On evaluating story grammars in cognitive science. 4:313-316

Rumelhart DE (1980b) Schemata: the building blocks of cognition. In: Spiro RJ, Bruce BC, Brewer WF (eds) Theoretical issues in reading comprehension. Erlbaum, Hillsdale, NJ

Rumelhart DE, McClelland JL (1986) Parallel distributed processing: explorations in the microstructure of cognition, Vol.I: Foundations. Bradford Books/MIT Press, Cambridge, Massachussets, trad. It. PDP. Microstruttura dei processi cognitivi. Il Mulino, Bologna (1991)

Saffran EM, Marin OSM, Yeni-Komshian G (1976) An analysis of speech perception and word deafness. Brain and Language 2:420-433

Sartori G, Job R (1988) The oyster with four legs: a neuropsychological study on the interaction of visual and semantic information. Cogn Neuropsychol 5:105-132

Saussure F de (1916) Cours de linguistique generale. Payot, Parigi; trad. it. Corso di linguistica generale (1967) De Mauro T (ed) Laterza, Bari

Scalise S (1986) Generative Morphology. Foris Publications, Dodrecht; trad. it. Morfologia e lessico. Il Mulino, Bologna, 1990

Scalise S (1994) Morfologia. Il Mulino, Bologna

Scarborough D, Cortese C, Scarborough H (1977) Frequency and repetition effects in lexical memory. J Exp Psychol: Hum Percept Perform 3

Schank RC, Abelson RP (1977) Scripts, plans, goals and understanding: an inquiry into human knowledge structures. Lawrence Erbaum, Hillsadale, NJ

Schmid S (1999) Fonetica e fonologia dell'italiano. Paravia, Torino

Searle J (1969) Speech acts. Cambridge University Press, Cambridge

Searle J (1975) Indirect speech acts. In: Cole P, Morgan J (eds) Syntax and semantics 3: speech acts. New York Academic Press, New York, pp 59-82

Searle J (1979a) Expression and meaning. Cambridge University Press, Cambridge

Searle J (1979b) The classification of illocutionary acts. Language in society 5:1-24

Segalowitz SJ, Lane KC (2000) Lexical access of function versus content words. Brain and Language 75:376-389

Semenza C, Zettin M (1989) Evidence from aphasia for the role of proper names as pure referring expressions. Nature 342:678-679

Shallice T (1981) Phonological agraphia and the lexical route in writing. Brain 104:413-429

Simone R (1990) Fondamenti di linguistica. Laterza, Bari

Skinner BF (1957) Verbal Behavior. MIT Press, Cambridge

Smith EE, Shoben EJ, Rips LJ (1974) Structure and process in semantic memory: a feature model for semantic decision. Psychological Review 81:214-241

Smith EE, Sloman SA (1994) Similarity- versus rule-based categorization. Memory and cognition 22:377-386

Stevens KN (1986) Models of phonetic recognition II: a feature-based model of speech recognition. Proceedings of the Montreal Satellite Symposium on Speech Recognition. McGill University, Montreal

Tabossi P (1999) Il Linguaggio. Il Mulino, Bologna

Thorndyke PW (1977) Cognitive structures in comprehension and memory of narrative discourse. Cognitive Psychology 9:77-110

Uguzzoni, A. (1978) La Fonologia. Zanichelli, Bologna

Van Dijk TA (1980) Macrostructures: an interdisciplinary study of global structures in discourse, interaction and cognition. Lawrence Erlbaum Associates, Hillsdale, NJ

Vennemann T (1975) Topic, Sentence Accent, and Ellipsis: a Proposal for their Formal Treatment. In: Keenan EL (ed) (1995) Formal semantics of natural language. Cambridge University Press, Cambridge

Vignolo LA (1982) Auditory agnosia. Philosophical Transactions of the Royal Society of London, B 298:49-57

Volli U (2000) Manuale di Semiotica. Laterza, Bari

Wapner W, Hamby S, Gardner H (1981) The role of the right hemisphere in the apprehension of complex linguistic materials. Brain and Language 14:15-33

Warrington EK (1975) The selective impairment of semantic memory. Quarterly J Experimental Psychology, 27, pp 635-657

Warrington EK, McCarthy RA (1983) Category-specific access dysphasia. Brain 106:859-878

Watzlawick F (1971) Pragmatica della Comunicazione Umana. Astrolabio, Roma

Zaidel DW (1987) Hemispheric asymmetry in long-term semantic relationships. Cogn Neuropsychol 4:321-332

Zani B, Selleri O, David D (eds) (1999) La comunicazione. NIS, Roma

Zue VW (1986) Models of speech recognition III: The role of analysis by synthesis in phonetic recognition. Proceedings of the Montreal Satellite Symposium on Speech Recognition. McGill University, Montreal

Indice analitico

Printed in the United States
by Bookmasters

Printed in the United States
By Bookmasters